讓你健康不失智的
體智能

活化大腦與身體的
雙適能鍛鍊

職能治療專家
鍾孟修——著

目錄

推薦序　*4*
作者序　讓「體智」開啟我們的美好生活　*8*
前　言　*10*

Chapter 1　揭開體智活動訓練的神祕面紗　13

什麼是體智活動？　*14*
▸ 體智活動隨堂考：側蹲聯想　*18*

體智活動訓練的意義與益處　*20*
▸ 體智活動隨堂考：摺紙活動　*23*
▸ 體智活動隨堂考：站起來！30 天 STS 挑戰　*35*
▸ 體智活動隨堂考：詞語接龍超慢跑　*44*

體智活動也是一種多工模式　*48*
▸ 雙重任務練練看：我是指揮家　*49*
▸ 雙重任務練練看：數感踏步王　*56*

體智活動訓練的多元方式及分類　*58*
▸ 體智活動隨堂考：猿猴節奏聯想接龍　*61*

Chapter 2　運動就是一種體智活動　63

運動對大腦的幫助　*67*

健腦運動的五大組合模式　*70*

組合運動的生活訓練①：手指操　*74*
▸ 體智活動手指操：一元復始、雙喜臨門、三陽開泰、四四如意、五福臨門、六六大順、七星高照、八面玲瓏、九九同心、十全十美　*76*

手指操設計原則：創意動作 ✕ 認知動作 ✕ 樂趣活動　*89*
▸ 體智活動手指操：跨中線挑戰　*93*

組合運動的生活訓練②：四肢協調操　*94*
▸ 體智活動四肢協調操：欲擒故縱操、前後畫圓、易開罐上下拍、交叉肩上下、雙手頭腰交叉腰、擴胸上舉、擴胸下壓、順逆時鐘、貓追老鼠、手足

舞蹈、動作慢半拍、節奏不一樣、拍胸答數、五是加法王、左右對決，猜拳挑戰、自由式仰式操　*95*

▸ 體智活動四肢協調操：深蹲、併攏深蹲、相撲深蹲、側深蹲、軀幹延伸、坐姿軀幹延伸、弓箭步蹲　*126*

設計多元的手指操與四肢協調操　*141*

全齡體智活動訓練：執行與應用設計　　145

附加型：運動與認知無關　*147*

合併型：運動與認知有關　*148*

交替型：運動與認知交替執行　*153*

體智活動的設計原理及應用　*155*

踏步型體智活動應用　*166*

超慢跑型體智活動應用　*167*

繩梯型體智活動應用　*169*

四色巧拼踏步訓練　*171*

坐姿踏步型的體智活動　*173*

體智團康活動　*175*

疊杯體智活動　*177*

團體團康：圓圈體智活動　*178*

運動遊戲：結合運動與遊戲的互動式體驗　*182*

多元且趣味的體智活動　*186*

體智活動訓練的真實效果：真實案例分享　　195

長者的體智訓練應用　*196*

兒童的體智訓練應用　*200*

上班族的體智訓練應用　*202*

體智活動 × 誘惑綑綁法：打造身心一致的健康習慣　*202*

專業推薦

本書教你如何聰明鍛鍊，健身又動腦，遠離衰弱與失智。

——毛慧芬｜臺灣大學職能治療學系教授

本書最大價值在於將功能性認知模型等專業理論，轉化為一系列具體可行的活動設計。書中清晰呈現的三大體智活動（附加型、合併型、交替型）及分級設計的方法，提供了從簡單手指操到多元互動遊戲的循序漸進訓練路徑。

這本書特別適合想預防功能退化的長者，社區活動帶領者能輕鬆運用這些活動增添課程趣味與功效，而關心親友健康的照顧者也能找到實用的居家訓練方案。對長照或醫療專業人員而言，本書更是豐富的寶貴資源與臨床工具箱。

鍾治療師以其專業的視角結合實務經驗，提供了科學化且易於實踐的指引，誠摯推薦！

——吳沛燊｜新旅程復健科診所院長

在高齡化社會迅速發展的今天，「如何活得健康且自主」已經成為每一位國人，尤其是高齡者必須正視的重要課題，《讓你健康不失智的

體智能》正是一本回應這項需求的實用指南，內容紮實、架構清晰，融合最新研究與實務經驗，展現出兼具科學性與可行性的特色。

作為長期投入職能治療教育與臨床教學工作的我，深知身體與認知功能並非兩條平行線，而是交織運作、相互影響的雙軌系統。僅針對單一面向的訓練，往往難以達成真正的健康促進，也在身體與認知併行發表相關的研究，驗證了此概念的重要性。而本書所倡導的「體智訓練」，正是跳脫傳統思維的創新模式，透過同時活化身體與大腦的活動，達成雙重效益，特別適合中高齡族群在預防失能與失智上的應用。

書中除了詳實介紹體智活動的理論依據，更以淺顯易懂的方式呈現動作設計，輔以圖解與影片示範，讓讀者能輕鬆掌握訓練方法，並融入日常生活。這樣的安排不僅適合個人自學，也極具推廣至社區、家庭照護與團體課程的潛力。

我特別欣賞書中強調「從生活中練習體智」，如逛街提袋、做家事時唱歌、與孩子互動中加入身體活動等，這些看似平凡的舉動，實則正是提升認知與身體功能的絕佳機會，符合現代人追求實用與效率的生活型態。

本書不僅適合健康促進與長期照護的專業工作者參考應用，更值得每一位重視自身與家人健康的民眾細讀與實踐。讓我們從今天起，帶著本書的理念與方法，為自己也為我們所關愛的人，開啟一段身心同步、活力常在的體智人生。

—— 吳菁宜 | 臺灣職能治療學會理事長

45歲之後，我們最怕的不是老，而是「走得不穩、記得不清、拖累家人」。本書不是說教式健康書，而是一本寫給真實人生中「還在職場打拚、又要照顧父母」的你我。作者以專業職能治療背景，教你如何用每天10分鐘，把生活變成預防失智、延緩退化的黃金訓練場。你可以與家人一起練習，提升親情互動；也能為自己打造延緩退化、維持自理力的健康保險。不只是運動，也不只是腦力訓練，而是一種適合每一位中年世代的「行動式保健哲學」。現在，就是為自己與所愛之人打造「不失智、能自主」未來生活的最好時機。你會發現，活得清晰、走得穩健，是這個世代最強大的底氣。

——吳麗雪｜104人力資源顧問股份有限公司營運長暨副總經理

如果你總抱怨「沒時間顧健康」，這本書會讓你發現體智生活滲透術的易用性令人驚豔，提菜籃能練肌力兼活化大腦語言區；摺紙任務竟藏著防失智的空間邏輯密碼。在遊戲中健促，抗老不必苦哈哈！孟修將職能治療的專業與實戰精華轉化為生活化處方，翻開書就像打開百寶箱，每項練習都像他本人一樣溫暖實用，累積「體智碎片」遠比健身房打卡有效。

如果你正在尋找幫長輩延緩退化的科學方法、上班族「碎片時間」就能做的健腦運動、親子共玩又能鍛鍊身心的互動遊戲，這本書超過50種立即可行的方案。抗老，可以從今天洗碗時哼首歌開始！

——呂協翰｜古稀創意總監

以「全齡體智」樂迎台灣超高齡社會，輕鬆易懂 easy go，健康樂活不是夢！

──**林依瑩**｜伯拉罕共生照顧勞動合作社理事主席

　　照著做，有效的運動同時活化大腦，50 歲以上的朋友，都該有一本開始實踐。

──**林金立**｜社團法人雲林縣老人福利保護協會理事長

　　我身為 14 年的健身教練培訓講師，深知身體與大腦功能的整合，對於健康老化的重要性。《讓你健康不失智的體智能》不僅結合了實證基礎與臨床經驗，更以淺顯易懂的方式，設計出人人都能在家執行的動作訓練。鍾孟修執行長多年耕耘於長者體智能領域，本書是充滿智慧與熱情的結晶。推薦給關心自身與家人健康的每一位讀者，從今天開始，讓動作成為啟動健康與認知活力的鑰匙。

──**胡孝新**｜習慣健康國際企業創辦人

作者序

讓「體智」開啟我們的美好生活

在近期一場講座中，高齡醫學權威陳亮恭院長分享了一項來自國際的重要研究，指出防範認知退化最有效的運動就是「跳舞」。為什麼跳舞會如此有效，甚至被認為比打麻將更具保護力呢？

其實預防大腦退化的兩大關鍵就是：「持續學習新事物」與「規律運動」，而跳舞這項活動，恰恰結合了這兩者。在跳舞的過程中，除了需要肢體協調動作與運動外，還要動腦記憶舞步、反應節奏音樂的變化，這正是一種典型的「體智活動」。難怪跳舞在眾多活動中脫穎而出，成為延緩大腦退化的首選之一。

過去我以職能治療師的身分走國小學校服務，常遇到一些注意力不足過動症或學習專注力不佳的孩子，我總會建議老師與家長，不妨讓孩子們在早自習或上課前動一動，不僅可以幫助他們的大腦快速「開機」，也能顯著提升接下來的學習效率。

同樣的道理也適用於上班族，如果你希望擁有高效率的工作表現，別忘了在上班前做些簡單的運動，開啟一天的能量，不僅不會疲勞，反而能讓你在工作中事半功倍。這其實也是體智活動的具體展現。當然，很多人可能會說：「我跟孩子早上都沒空運動啦！」那也沒關係，你可以善用下課或下班的時間，進行結合運動與認知訓練的體智活動，讓大

腦和身體同步鍛鍊，達到最佳的健康促進效果。

我寫這本書的初衷，就是希望能推廣「體智活動」的重要性，讓大家明白，只要在日常生活中有意識地加入這樣的活動模式，不僅可以促進身心健康，更能提升我們的生活效能與品質。期待透過「體智」開啟你的美好生活、身體與大腦的金鑰匙。

前言

「讓身體與大腦攜手合作，是邁向健康生活的最佳策略。」

現代社會隨著醫療技術的進步，我們的壽命逐漸延長，然而，「如何活得健康」成為比「活得久」更重要的課題。根據內政部 112 年的最新統計，台灣人的平均壽命為 80.2 歲，其中男性為 76.9 歲，女性為 83.7 歲。但令人關注的是，衛生福利部的資料顯示，111 年的健康平均餘命僅為 72.43 歲，這代表許多人在平均有近八年的時間，可能需要仰賴他人照顧，或面臨身體功能與健康狀況的挑戰。這類的數據無不凸顯延緩失能、提升生活品質的重要性。

隨著年齡增長，許多人不僅面臨身體機能的衰退，也可能出現認知能力的下降。身為一位職能治療師，我累積了豐富的臨床經驗，也長期投入社區據點的預防和延緩失能的指導與教學工作。在這些經驗中，我深刻體會到，僅靠單一的體能訓練或認知訓練，往往無法全面解決健康挑戰，我們需要的是一種更全面、更系統性的整合訓練方式來提升身心健康。

結合體能與認知的「體智訓練」

體智訓練是一種結合體能與認知的多元整合訓練方式，主要目標在

同時增強大腦靈活度與身體功能。這類訓練不僅能幫助維持、甚至提升日常生活的自理能力，還能有效延緩身心老化的進程。更重要的是，體智訓練充滿趣味性，能帶來成就感，提升參與者的動力，讓訓練成為日常生活的一部分，而非沉重的負擔。

體智訓練的實踐範圍相當廣泛，長者可透過訓練促進健康並保持獨立生活；上班族可用來提升專注力與工作效率；學生則能增強學習成效與運動表現；照護者則能學習正確的方法，有效協助家人延緩功能退化。

透過這些不同族群的經驗與實踐，我更確信體智訓練的價值，這不僅是一種創新訓練方法，更是一種健康的生活態度，能幫助中年人及早預防、持續保養，直到樂齡階段都能從中受益。讓我們從今天開始，讓身體與大腦攜手合作，共同邁向更高品質的生命旅程。

本書的主要對象包括：
- 想要延緩預防功能退化的成年人與長者
- 社區單位的活動課程帶領者、指導員和老師
- 期待學習正確預防照顧方式的家屬與照顧者
- 健康促進與長期照護的專業人員

為了讓讀者能輕鬆掌握體智訓練，本書設計了以下學習輔助：
1. 圖文並茂的清晰動作說明。
2. 重要動作示範有 QR Code 連結影片。
3. 訓練活動依難易度分級（初階至進階），循序漸進更安全。

第一次嘗試做這些練習時，可能會感到挑戰並犯錯，但別擔心，錯誤會關閉你大腦的自動駕駛模式，這意味著你在訓練你的大腦。

　　本書提供了體智訓練的理論基礎，還有豐富的教案範例與實務操作方法，幫助讀者將學到的知識應用在日常生活。無論是在家中和家人一起實踐，或是帶領團體活動，本書都將是您的最佳指南。

　　現在，就讓我們攜手展開這場結合身體與大腦的全新健康革命，開啟「體智人生」的旅程，為自己與摯愛的人打造更健康更幸福的未來。

Chapter 1

揭開
體智活動訓練的
神祕面紗

當你一邊跑步一邊收聽知識型 Podcast，你是否曾注意，腳下的步伐和輸入耳中的知識是如何默契地搭配進行呢？又或者，你是否試過一邊背著孩子逛街，一邊挑選心儀商品，最後還能清楚記得下一個要買的東西呢？這些日常情境，其實都隱含著「體智活動」的重要精髓。

我們生活中的每個瞬間，都涵蓋大腦和身體不斷地協作，例如當我們埋頭整理家務時，同時還要關心孩子們的安全狀況；當我們快速穿過斑馬線，也同時掃描人流、車流和注意交通號誌；這些場景無時無刻提醒著我們，大腦與身體的協同合作，對於生活效率、功能參與和活動安全有多麼重要。

那麼，什麼是體智活動？為什麼這種訓練方式逐漸被視為促進健康的關鍵方法？讓我們一步步來揭開它的神祕面紗。

什麼是體智活動？

體智活動（Cognicise），又稱「結合身體與認知訓練」（Combined Physical and Cognitive Training），或稱為「認知運動」（Cognitive Fitness），是一種將身體運動與認知挑戰相結合的創新訓練方式。這類訓練的核心目標，是透過同時活化大腦與身體的功能，實現雙適能（體適能和腦適能）的健康提升。為了能更清晰地理解這個概念，我們可以用下圖來說明：

紅色圓形代表單一的認知活動，例如唱歌、計算或閱讀，這些活動專注於大腦的運作。

藍色圓形代表單一的體能運動，如深蹲、慢跑或舉重，這些訓練專注於身體的鍛鍊部分。

紅藍兩圓重疊的**綠色區域**，正是體智活動的核心所在，表示在同一時間內結合運動與認知任務，讓大腦和身體共同協作，例如一邊深蹲一邊唱歌。

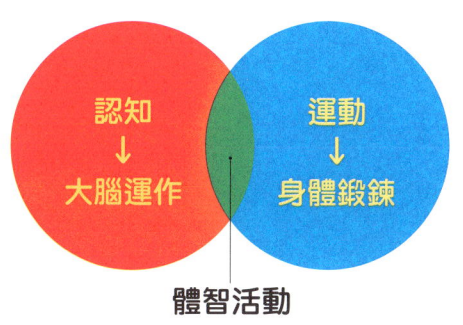

以一個日常生活活動來說，唱歌是一種認知思考活動，而跑步是體能運動，當這兩項活動各自獨立進行時，屬於紅色或藍色各自獨立範疇。但當你邊跑步邊唱歌時，不僅需要大腦輸入知識，同時還要協調身體的步伐節奏，這就是典型的體智活動。這種活動方式能同時刺激大腦的專注力與身體的體能表現，就像台灣諺語所說：「一兼二顧，摸蜊仔兼洗褲。」在促進健康的同時也能提升認知能力，是一種高效整合的健康促進方法。特別是在這個注意力經常被剝奪、時間總是不夠用的世代，體智活動讓我們能同時兼顧身體鍛鍊與大腦刺激，達到事半功倍的訓練效果，讓「沒時間運動、沒時間動腦」不再是藉口。

仔細想一想，體智活動與我們並不遙遠，也並不陌生，許多日常生

活行為其實都可以視為體智活動的形式之一。例如，一邊洗澡一邊唱歌，這就是一種簡單的體智活動。「體」是洗澡時的身體動作，「智」是唱歌時的大腦運作。同樣地，一邊跳舞一邊唱歌、或一邊做家事一邊聽廣播（新聞、語言學習）等，這些行為也都是身體與認知同時啟動的例子。甚至逛街購物時，一邊記要買的東西，一邊提著沉甸甸的購物袋，也是典型的「動腦又動身」。這些平凡的日常活動，其實早已讓我們在無意識中練習著身心協調，展現出體智活動的精髓。

　　在日常生活中執行體智活動一點也不困難，我非常鼓勵大家善用生活中的每個片刻來實踐。例如在逛街購物時，盡量自己提包包或購物袋，減少對推車的依賴；又或者像身為三寶爸的我，經常一邊背著孩子，一邊和他們聊天互動，這不僅是親子交流的時光，也是將體智活動自然融入生活的展現。或是像前面說的，做家事或洗澡的時候，邊唱歌或聽廣播，也能同時刺激身體與大腦的協作。透過這些簡單又具意義的小行動，就能在生活中輕鬆落實動腦又動身，為自己的健康加分。讓我們的身體動起來，大腦轉起來，在生活中自然鍛鍊身心同步、體智同步的能力吧！

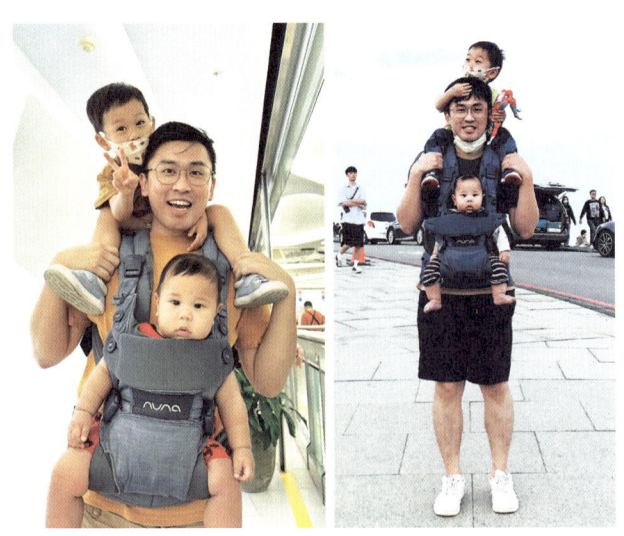

體智日常小行動

不需要額外花時間、不需要昂貴設備，以下是我們每天都能做到的體智活動方式：

- **逛街購物時提袋行走**：多走幾步，少用推車，讓身體及大腦動起來。
- **做家事或洗澡時唱歌**：刺激大腦語言區，兼顧身體活動與認知活化。
- **與孩子互動時加入動作**：我背著孩子的同時會和他們聊天玩耍，既促進情感，也提升認知與體力。
- **邊做家事或運動邊聽廣播或 Podcast**：增加語言和知識的輸入，訓練大腦的學習與理解。

讓體智活動不再只是課程，而是生活中自然發生的行動。接著讓我們透過一個小挑戰，體驗體智活動的樂趣吧！

側蹲聯想

體智活動 隨堂考

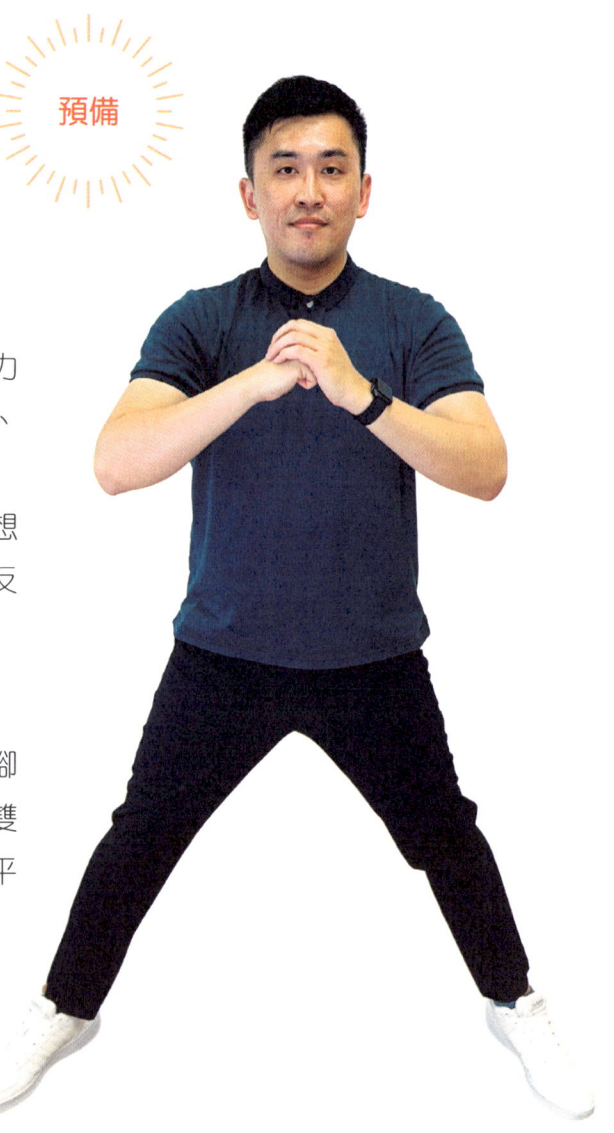

預備

> 功能與效益

- **體能部分**：增強下肢肌力與穩定性，尤其是內收肌、臀大肌與大腿肌群。
- **認知部分**：刺激大腦聯想力與語言流暢性，提升反應速度與執行功能。

> 準備姿勢

找一個安全空間。站立，雙腳與肩同寬，保持背部挺直，雙手放在胸前或腰間以維持平衡。

側蹲聯想

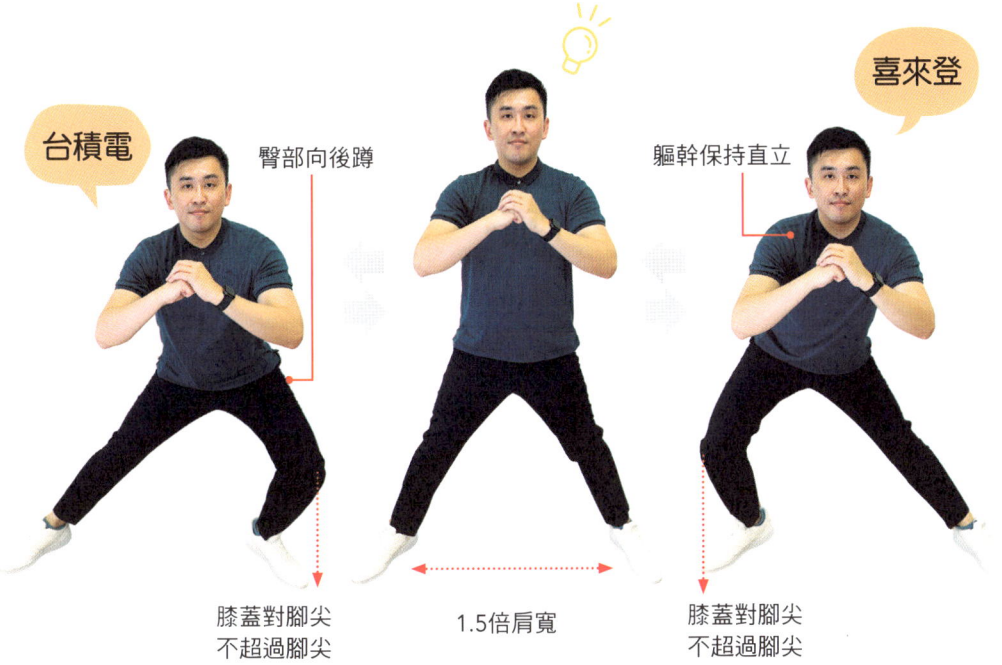

挑戰規則

1. **向左側蹲**：大聲說出一個品牌名稱，如「台積電」、「可口可樂」。
2. **回到站立姿勢**：思考下一個品牌名稱，並確保不重複之前說過的品牌。
3. **向右側蹲**：再說出另一個不重複的品牌名稱，如「喜來登」、「裕隆」。

目標完成

重複左右交替側蹲的動作，並在每次側蹲時說出不同的品牌名稱，目標是連續完成 10 次（左右各 5 次）或以上。

多元變化嘗試

改變聯想主題：可將認知部分改為水果、動物或地名的聯想。

Chapter 1・揭開體智活動訓練的神祕面紗　19

體智活動訓練的意義與益處

現代社會隨著生活方式的改變與壽命的延長，健康的定義已不僅限於「身體的強健」或「大腦的靈活」。大腦的敏捷性與身體的協作能力，更成為我們追求全面健康時不可或缺且重要的一環。然而，這樣的協作組合活動訓練常被忽視，首先讓我們來看看以下單一認知訓練和單一運動訓練的幫助與價值。

單一認知訓練的益處

大腦就像身體的肌肉一般，需要不斷地刺激與挑戰來保持敏捷與活力。單一認知訓練的主要益處在於專注提升大腦功能，透過特定的認知活動，例如解數學題、數獨、學習新語言或參加桌遊遊戲，可以顯著增強注意力、記憶力和執行功能的表現。這類活動透過刺激神經元的連結，促進大腦的可塑性，進一步幫助延緩與年齡相關的認知衰退。

日本東北大學的神經科學專家川島隆太博士（Dr. Ryuta Kawashima），透過他自己開發的「學習療法（Learning Therapy）」，展現了單一認知訓練對大腦健康的顯著效果。這種療法特別針對老年人與輕度認知障礙（MCI）患者設計，主要包含以下三種簡單、可日常操作的認知活動：

─朗讀短文（動口）
─基礎計算練習（動腦）
─手寫文字（動手）

這三種活動看似簡單且平凡,但透過規律的進行與重複「動口、重腦、動手」的認知訓練,研究顯示能有效刺激大腦前額葉皮質區,進而提升認知功能與日常生活能力,對於延緩認知退化具有重要意義。

川島隆太博士建議的訓練頻率:每週 3-5 次,每次約 20-30 分鐘。 這樣的訓練安排既能產生穩定效果,又能避免過度負荷帶來的疲勞或挫折,實現「簡單、重複、有效」和「動口、動腦、動手」的認知訓練原則。

此外,在美國進行的大型研究「促進老年人獨立與活力的高級認知訓練」(ACTIVE,Advanced Cognitive Training for Independent and Vital

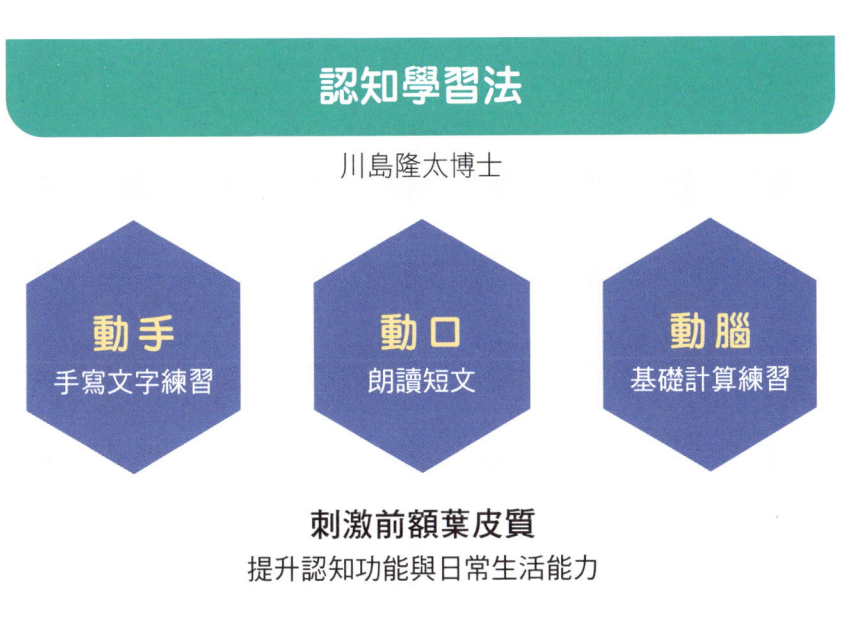

Elderly），針對2832位平均年齡73.6歲的長者，分別進行三類認知訓練：記憶、推理與處理速度。五年後的追蹤結果顯示，接受「推理」與「處理速度」訓練的參與者，在相對應的認知能力上持續展現顯著改善，且在日常生活活動能力的退化速度也明顯減緩。

然而，「記憶訓練組」雖在初期獲得短期提升，但效果並未持續至五年後的追蹤期。這也凸顯不同類型的認知訓練，對大腦的長期影響可能有所差異。而進一步的十年追蹤，更證實「推理」與「處理速度」訓練的益處可延續至十年，顯示有策略性地設計認知訓練，不僅能延緩老化帶來的認知退化，更有助於維持長者的生活自理與獨立能力。

認知日常小行動

生活中就可輕鬆實踐學習療法和認知訓練，以下幾個日常行動都是啟動大腦、延緩退化的好方法。

- 早上讀一小段報紙或短文，開啟一天的「腦力暖身」。
- 睡前寫下三件今天值得感謝的小事，不只訓練書寫與記憶，也提升情緒與睡眠品質。
- 每週選一天，用筆在日記本或筆記本上書寫生活紀錄，取代用手機打字的習慣。

接下來，讓我們透過幾個認知小挑戰，體驗認知「動口、動腦、動手」活動的樂趣吧！

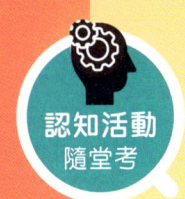

摺紙活動

動作示範

準備物品

A4 空白紙、筆（黑色或藍色）

挑戰規則

- **前置準備**：先將 A4 紙對折 4 次，展開後會形成 16 個等分格子。
- **白紙正面**：在這 16 個格子內依序填入數字 1-16，由左上角開始，由左至右、由上至下依序填寫。
- **白紙背面**：翻到背面，從右上角開始填入數字 1-16，如下圖，此時數字順序會相反（4、3、2、1...）。
- **摺紙任務**：指定兩個數字（如「2 和 15」、「1 和 16」），需要透過摺紙使這兩個數字相鄰。

輔助規則

可以上下或左右摺疊，數字相反顛倒沒關係。

正面，從左上角開始依序填入數字　　背面，從左上角開始依序填入數字

1　　　　　　　　　　　　　　　　1

正面　　　　　　　　　　　　背面

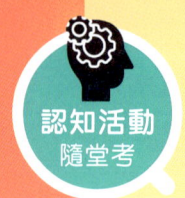

認知活動隨堂考

摺紙活動

> 目標完成

成功完成 3 組不同數字組合的摺紙任務,並能夠解釋摺疊方法。

> 功能與效益

- **動手部分**:訓練手部精細動作與刺激大腦。
- **動口部分**:朗讀數字並解釋摺疊過程,增強語言表達能力。
- **動腦部分**:刺激空間、邏輯推理與問題解決能力。增強前額葉皮質區活動,提升認知功能。

正面寫1〜16				翻到背面			
1	2	3	4	4	3	2	1
5	6	7	8	8	7	6	5
9	10	11	12	12	11	10	9
13	14	15	16	16	15	14	13

規則:將指定兩個數字摺在隔壁
可以是上下或左右數字相反顛倒,沒關係

認知活動
隨堂考

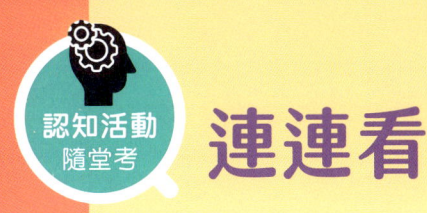

連連看

請將下面框內的相同數字，用線條連起來，過程中線條不可以交叉，如下方左圖範例，快來試試看吧！

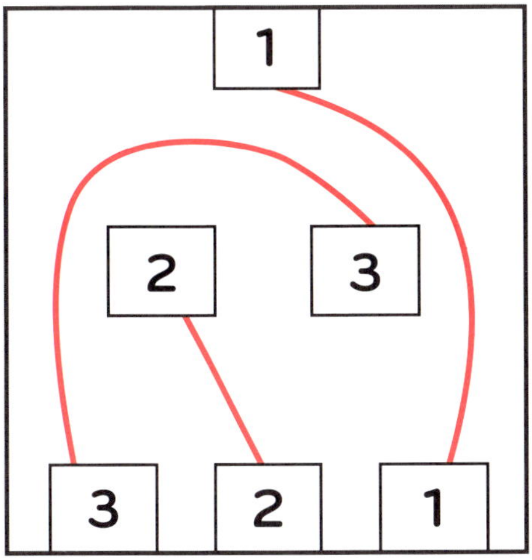

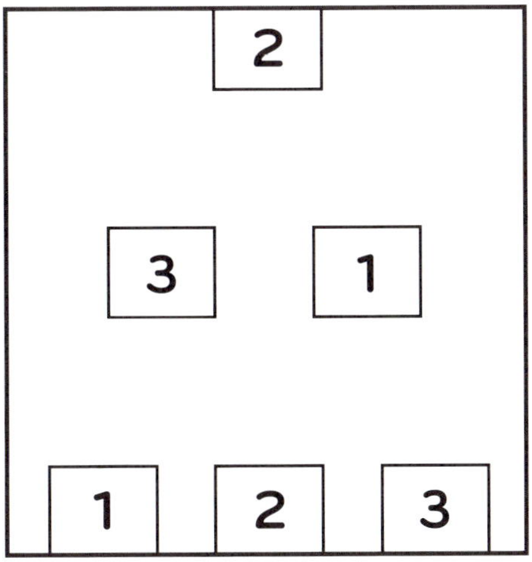

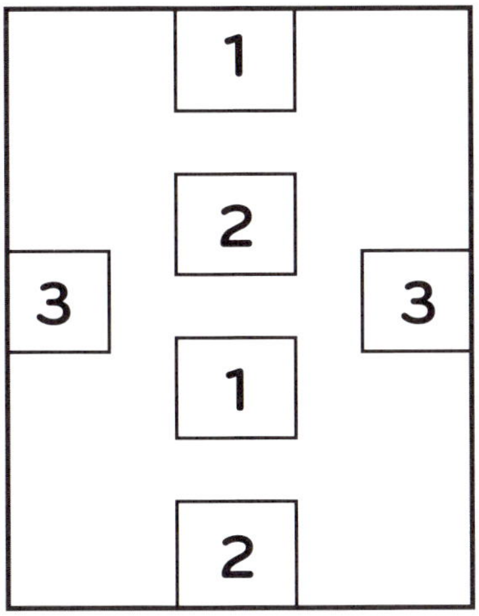

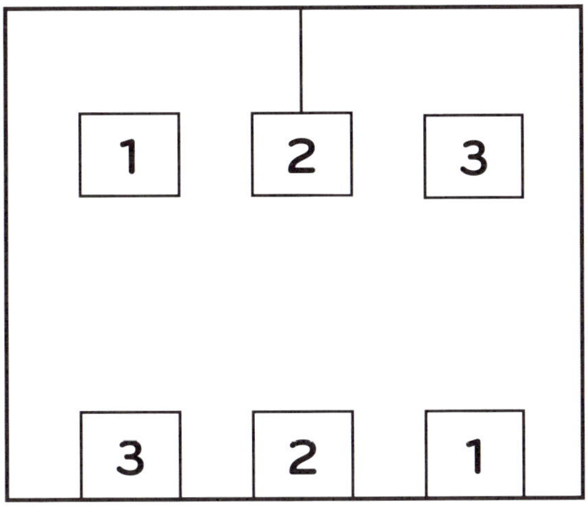

答案在P.205

善用科技的訓練工具：「每日腦點心」APP

在數位化時代，結合科技的認知訓練工具，為大腦訓練帶來了更多便利與趣味。「每日腦點心」是由中央研究院語言所的大腦與語言實驗室開發的一款認知訓練遊戲，專為提升認知功能量身打造。

這款 APP 以六大核心認知訓練領域為基礎，包括注意力、執行功能、短期記憶、數學、視覺空間與語言能力，適合長者、小朋友和任何希望增強大腦靈活性的人群使用。APP 精心設計的互動遊戲簡單易上手，但同時具備足夠的挑戰性，能有效激發大腦的學習與適應能力。特別推薦每日腦點心，從今天起動動手指，為大腦補充營養吧！

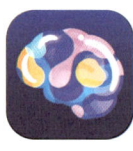  

Android 下載連結　　iOS 下載連結

APP 亮點

- **多元訓練領域**：涵蓋多種認知功能，幫助使用者全面提升大腦靈活性與記憶能力。
- **個人成績追蹤**：透過智能化記錄，讓使用者清楚掌握自身的進步軌跡，增強持續訓練的動力，讓使用者能更瞭解自己的認知表現並制定更適合的訓練計劃。
- **全齡適用**：從長者到兒童，無需專業背景即可輕鬆操作，適合家庭與個人使用。

單一運動訓練的益處

單一運動訓練專注於特定類型的身體活動，如有氧運動、肌力訓練、平衡運動或伸展運動等，已被證實對提升生理健康具有顯著成效。透過規律的運動，不僅能增強心肺功能、肌肉力量、柔軟度和平衡感，還能有效降低多種慢性疾病的發生風險，進一步改善整體生活品質。以下將深入探討不同運動形式的益處與相關研究成果。

有氧運動：降低罹病率與死亡率的關鍵

澳洲南澳大學（University of South Australia）在 2024 年發表的一項大型研究，證實有氧運動在降低死亡風險方面扮演了重要角色。這項研究整合了 26 篇系統性回顧與統合分析，涵蓋 199 個獨立的世代研究，總共分析了超過二千零九十萬筆觀察數據，是目前關於心肺耐力（Cardiorespiratory Fitness, CRF）與健康風險關聯的最大規模文獻整合之一。

研究結果指出，心肺耐力與所有類型的過早死亡風險和多種疾病，如心臟衰竭、糖尿病、失智症、憂鬱症甚至癌症等，都有密切相關。每當心肺耐力提升 1 個 MET（代謝當量，衡量身體活動強度的單位），就能使總死亡風險下降約 11-17%，而因心臟衰竭的發生風險更可降低高達 18%，心肺耐力好，失智症發病時間平均延遲了 1.48 年。

這項研究不僅強調規律有氧運動的保健價值，也再次提醒我們：提升心肺耐力，不僅是為了體態管理，更是延長壽命、預防多重慢性疾病的關鍵行動。

步行、踏步、健走、跑步是最簡單卻最有效的有氧運動

在眾多運動選擇中，走路因門檻低、執行簡便，被公認是最實用、最容易融入生活的有氧運動。根據根據《*The Lancet Public Health*》於 2022 年發表的綜合分析研究指出：**60 歲以上族群，每日走 6000- 8000 步，能顯著降低整體死亡風險（包含疾病及意外事故死亡率）。60 歲以下族群，則建議每日走 8000-10000 步**，可達到更佳的健康促進效果。

一般而言，步行的「步數」比「速度」更為重要。**對於初期養成習慣的族群而言，維持舒適、穩定的步調即可帶來益處，無需強求快走。但必須特別提醒的是，這並不代表速度完全無關緊要。在身體狀況允許的情況下，適度提升走路速度或加入健走、跑步、間歇性加速等訓練，對心肺耐力的提升和下肢爆發力的訓練至關重要。**這些能力不僅關乎體能，也與預防跌倒、維持平衡功能密切相關，對中高齡族群尤其重要。

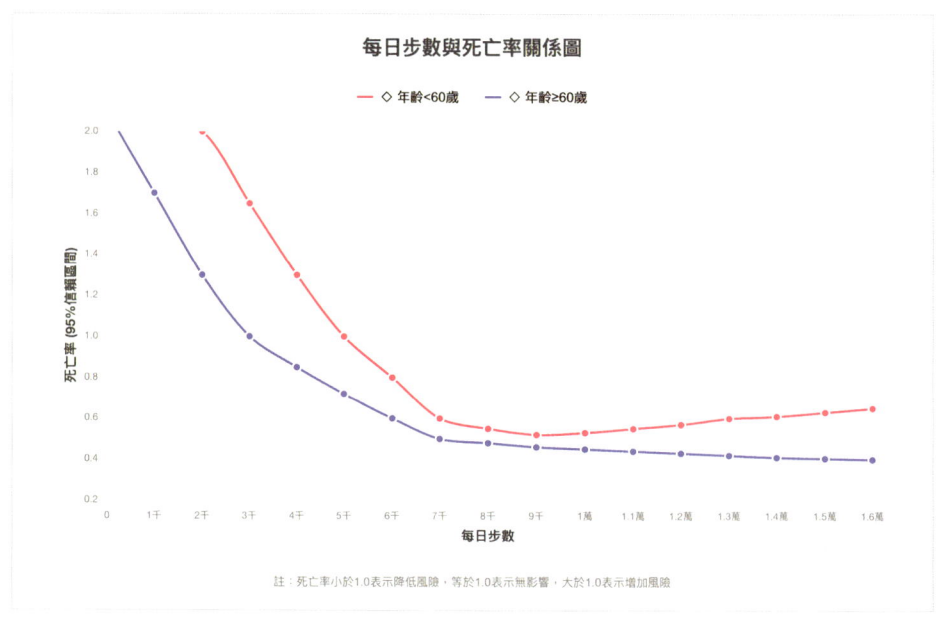

步行不僅能促進心血管健康、改善代謝功能，還能減少久坐所造成的風險。此外，步行本身也是一種放鬆心情、釋放壓力的方式，是身心雙修的最佳選擇之一。

阻力運動：對抗肌少症與延緩衰弱的關鍵策略

針對肌少症前期或活動力下降的老年族群，阻力訓練是一項效果顯著、科學證實的運動介入方式。這類訓練透過反覆的肌肉收縮與負荷抵抗，如徒手深蹲、彈力帶訓練、負重運動等，能有效提升肌肉質量、肌力與身體機能。

根據 2024 年學者 Marzuca-Nassr 發表在《國際運動營養與運動代謝期刊（*Int. J. Sport Nutr. Exerc. Metab.*）》的研究，研究團隊針對兩組年齡層（65-75 歲組、85 歲以上組）的健康長者進行為期 12 週、每週 3 次的全身阻力訓練介入；結果顯示：股四頭肌橫截面積平均增加約 10-11%，全身瘦肉體重（總體重－體脂肪重量）平均提升約 2%，膝關節伸直力量平均增強約 38-46%，身體機能測驗表現顯著提升。

這項研究證實，即使是高齡長者，肌肉仍具有良好的訓練適應能力。只要以安全且規律的方式進行，阻力訓練不僅能有效對抗肌少症，更能增進日常生活中的自立能力。

阻力訓練還有以下三項健康益處：

- **降低跌倒風險**：強化下肢肌力與平衡控制，可避免意外發生。
- **提升骨密度**：負重運動可促進骨質新生，有效預防骨質疏鬆與骨折。

- **延緩體能衰退**：提升肌肉耐力與動作表現，維持長者的行動力與生活品質。

根據美國運動醫學會（ACSM）和台灣國民健康署的建議，**成年人和長者每週應進行至少兩天的阻力訓練，涵蓋主要肌群，如腿部、胸部、背部、手臂與核心，每個動作 8-12 下為一組，進行 1-3 組，可依個人體能逐步調整強度。每次訓練應包含 8–10 個動作。**

阻力訓練不僅能有效對抗肌肉流失與功能退化，更能為長者帶來實質的健康與自信。只要從簡單的動作開始，逐步養成習慣，就能為自己的老後生活打下穩固的基礎。每次訓練應包含 8–10 個動作。

平衡訓練：預防跌倒的重要基石

otago 運動動作範例

奧塔哥運動計畫（Otago Exercise Programme, OEP）是由紐西蘭奧塔哥大學的坎貝爾（Campbell）教授團隊在 1990 年提出的經典研究計畫，專為高齡者設計，內容結合下肢肌力訓練、平衡練習與步態運動。這項訓練模式特別針對社區中具有跌倒風險的長者，目標是幫助他們維持行動力與生活自立。後續多項系統性回顧與國際研究指出，持續參與 OEP 訓練的長者，其跌倒風險平均降低 35-40%。OEP 更被多個國際機構組織納入為推薦的跌倒預防運動。許多實證顯示，OEP 不僅改善平衡與肌力，還能提升長輩的行動信心與生活功能表現。在實務上，建議每週至少執行 2-3 次平衡訓練，每次約 20-30 分鐘，動作包括單腳站立、跨步移動、側向行走、轉身平衡等。若結合下肢肌力訓練，如椅子坐站、抬腿，能進一步提升成效，真正預防跌倒，延續自立生活。

運動對大腦認知功能的效益

越來越多研究指出,規律的身體活動除了能維持體能,還有助提升大腦功能,對中高齡族群,特別是輕度認知障礙(MCI)者,更具備一定的保護作用。

2008 年發表在《美國醫學會雜誌(*JAMA*)》的經典研究由勞藤施拉格(Lautenschlager)教授團隊主導,針對年長者進行為期 6 個月、每週 3 次的運動介入(以有氧運動為主),持續追蹤到 18 個月。結果顯示:運動組的認知功能在實驗期間逐步提升,並在實驗結束後持續穩定進步。而對照組(未運動者)則呈現顯著下降。這項研究不僅證實了運動的短期成效,更顯示出運動對於認知功能的長期維持具有延續性。

不只是單一研究這麼說,2024 年,一篇由中國南京醫科大學 Yu Yingying 團隊發表在《*Frontiers in Psychiatry*》的網絡統合分析,進一步整合了 42 項隨機對照試驗(RCT),系統性比較不同運動形式對輕度認知障礙者的影響。分析結果發現,**將有氧、阻力、平衡協調等不同形式結合起來的多元運動訓練,在提升整體認知和執行功能方面的成效最為明顯。而運動的頻率若落在每週 3- 4 次、強度為中等程度,每次約 30-60 分鐘,對提升認知功能最為理想。**

這些結果不只再次證實運動對大腦健康的重要性,也提醒我們,運動的內容和方式可以很有彈性,只要結合得當,就能發揮更全面的效益。對於正面臨認知功能逐漸退化的長輩而言,規律、適當的運動,不只是維持健康,更是延緩退化、提升生活品質的重要關鍵。

綜合運動：打造健康生活的運動藍圖

為了促進身體健康與認知保養，建議每週規劃以下四種運動類型，每一種都像拼圖的其中一塊，共同拼出完整健康生活的全貌。

有氧運動：啟動心肺、燃燒熱量

- **建議頻率**：每週 3-5 天。總時數達 150-300 分鐘的中等強度，或 75-150 分鐘的高強度運動。
- **適合活動**：快走、慢跑、超慢跑、游泳、跳舞、有氧課程。
- **益處**：改善心肺功能、情緒、睡眠品質，降低慢性病與早死風險。研究指出每日步行 6000-8000 步（60 歲以上）或 8000-10000 步（60 歲以下），無需快走，就能顯著降低死亡率。若能適度增加速度與強度，能更明顯提升心肺與防跌功能。

肌力訓練：對抗肌少、提升自主生活力

- **建議頻率**：每週至少 2 天。
- **建議方式**：針對全身主要肌群（腿、臀、背、胸、肩、手臂、腹部）進行 10-15 次／每組、1-3 組訓練。
- **適合活動**：彈力帶訓練、深蹲、坐站運動、扶牆／伏地挺身、負重訓練。
- **益處**：肌力訓練可顯著改善肌少症、降低跌倒風險、提升骨密度與生活品質，對成人與長者皆有效。

平衡訓練：防跌、穩住步伐

- **建議頻率**：每週 2-3 次。
- **建議方式**：結合靜態（單腳站立、串聯站立）與動態（側走、轉身）練習。
- **推薦活動**：紐西蘭的科學化跌倒預防運動（Otago Exercise Programme, OEP），研究證實可降低 35-40% 的跌倒風險。建議長者可加入太極、瑜伽、踩平衡墊等活動，提升反應力與穩定性。

透過多元運動形式的整合，不僅能促進全方位的健康，更能有效預防老化的生理與認知功能退化。每一種運動就像是拼圖其中的一塊，唯有相互結合才能拼出完整的健康藍圖。

成人與長者的運動建議比較

有氧運動

成人（18-64歲）
- 每週至少 150-300 分鐘中等強度活動，或 75-150 分鐘高強度活動
- 理想為每週 3～5 天分布進行

長者（65歲以上）
- 與成人相同，每週 150-300 分鐘中等強度，或 75-150 分鐘高強度
- 若因健康狀況無法達標，建議在能力範圍內盡可能保持

肌力訓練

成人（18-64歲）
- 每週至少 2 天
- 涵蓋所有主要肌群（腿部、臀部、背部、腹部、胸部、肩部及手臂）
- 每組 8-12 次重複，主要肌群 1-3 組

長者（65歲以上）
- 每週至少 2 天，做 1–3 組（依能力調整）
- 強度可調整為 10-15 次重複
- 特別注重維持或增加肌肉質量

平衡訓練

成人（18-64歲）
- 中高齡者或久坐族，建議每週 2-3 天，時間約 20-30 分

長者（65歲以上）
- 強烈建議每週至少 2-3 天，時間約 20-30 分
- 包括太極、瑜伽或特定平衡訓練

注意：所有運動都應根據個人健康狀況進行調整，有慢性病或特殊健康狀況者應在開始運動前諮詢醫師意見。

體智活動
隨堂考

站起來！30天STS挑戰

「坐到站」運動（Sit-To-Stand, STS）是我們日常生活中再平凡不過的動作，但對健康的意義卻一點也不平凡。這個動作不只是從椅子上站起來這麼簡單，更牽涉到下肢力量、核心穩定和平衡控制能力。根據研究，STS能力和長輩的生活自理能力、跌倒風險，以及整體生活品質密切相關。日本老年醫學會也指出，能穩定完成STS動作的高齡者，平均壽命也相對較長。

預備

功能與效益

- **提升下肢力量與穩定性**：強化股四頭肌與臀大肌，改善步態穩定，降低跌倒風險。
- **促進核心肌群穩定**：坐姿與起身時核心肌群參與，增強身體穩定及平衡能力。
- **延長生活自理能力**：STS能力與老年人的獨立生活能力密切相關，訓練能提升日常功能表現並延緩衰退。

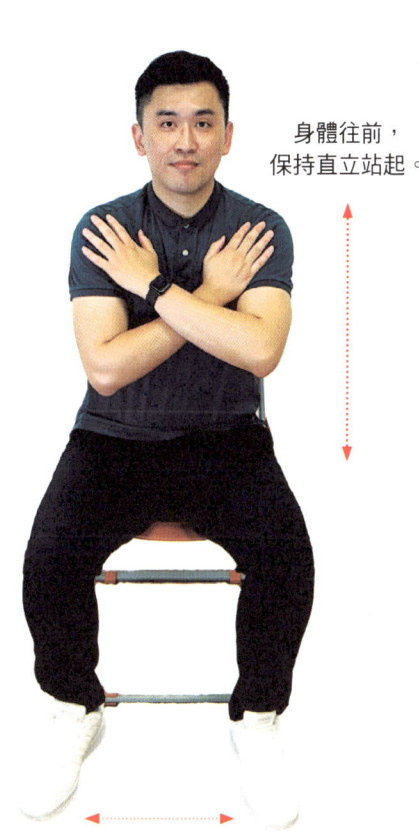

身體往前，
保持直立站起。

與肩同寬。

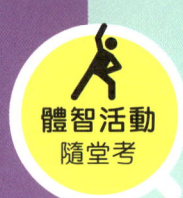
體智活動隨堂考

站起來！30天STS挑戰

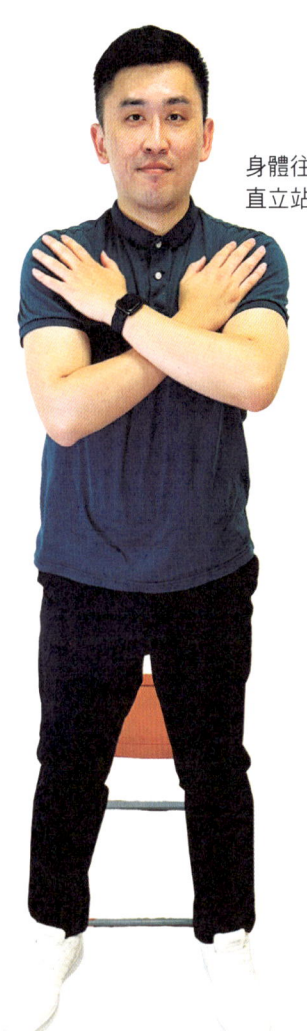

身體往前，保持直立站起。

準備姿勢

1. **坐姿挺直**：保持背部自然挺直，雙腳與肩同寬，平穩踏在地面。
2. **雙手擺放**：雙手自然放在大腿上或交叉於胸前，以確保穩定性。

挑戰規則

動作要領：起身時要控制速度，保持穩定，避免動作過快或失去平衡。

- **起立後完全站直**，坐下時感受大腿肌肉的用力，背部保持挺直。
- 每次完成一個完整的「坐到站」動作，並按照下述目標挑戰執行。

目標完成

基礎版（適合初學者）

- 第 1-10 天：每天 3 組，每組 10 次。
- 第 11-20 天：每天 4 組，每組 12 次。
- 第 21-30 天：每天 5 組，每組 15 次。

進階版（適合體能較好者）

- 第 1-10 天：每天 4 組，每組 15 次。
- 第 11-20 天：每天 5 組，每組 18 次。
- 第 21-30 天：每天 6 組，每組 20 次。

站起來

加入認知挑戰

活動效益

- **認知促進**：刺激大腦執行功能及運算能力，促進整體認知表現。
- **趣味性增強**：融入遊戲化認知元素，使活動更加有趣，增強參與者的持續性，適用各個年齡層。

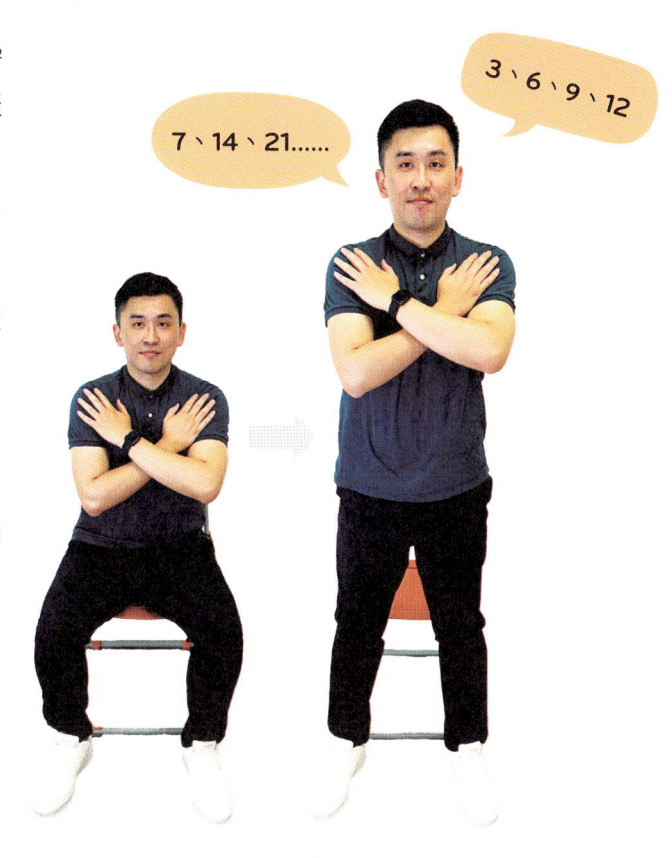

多元變化

加入認知挑戰

挑戰規則：進行「坐到站」動作的同時，加入連續數學加法的認知任務，讓活動兼具體能與認知訓練效果。

- 每次起立時，大聲說出一個數字序列，如：2、4、6、8、10……（以 2 為單位遞增）。
- 或選擇更具挑戰性的序列，如：7、14、21、28、35……（以 7 為單位遞增）。

7、14、21……

3、6、9、12

Chapter 1・揭開體智活動訓練的神祕面紗　37

體智活動訓練的益處

在談到健康促進時，我們往往將「體能鍛鍊」與「腦力訓練」視為兩條平行的發展路徑。然而，德國神經科學家赫羅德（Herold）等人在 2018 年提出一種整合性的健康促進模式——體智活動訓練，即將運動與認知刺激結合，藉由同時活化身體與大腦，創造雙重效益。透過活化身體與大腦，創造雙適能（身體體適能與認知腦適能）的協同效果。

赫羅德團隊在其研究中建構出一個系統性的體智訓練框架，將運動與認知訓練的整合過程歸納為兩種模式，分別對神經可塑性與認知功能提升產生不同的路徑與影響。

順序性體智活動

將運動與認知訓練分開進行，例如上午慢跑，下午進行認知學習。這類訓練雖能提升個別能力，但可能因時間間隔過長，無法充分刺激神經可塑性的最佳效應，效果較為間接。

同時性體智活動

同步進行的訓練方式，如一邊快走一邊數字倒數、跳舞同時記憶動作口令，更能模擬日常生活中的多工處理情境。赫羅德團隊指出，這樣「動中帶腦、腦中帶動」的訓練，有助於加強神經連結與前額葉皮質區的活化，進而促進神經可塑性與大腦結構的正向變化。

體智活動的益處

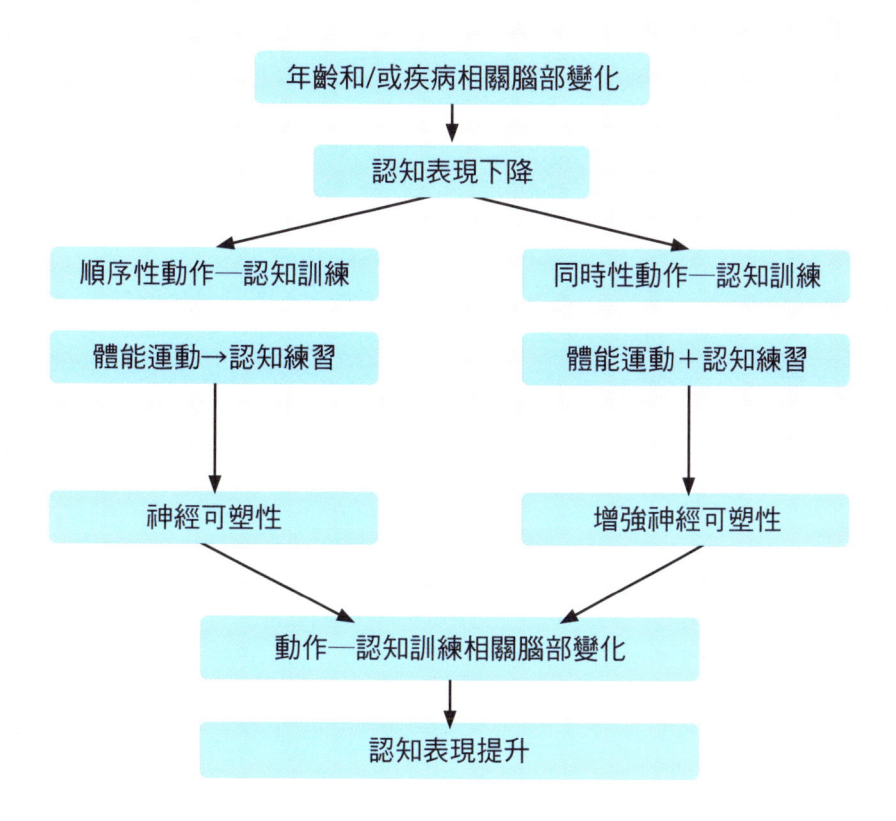

```
年齡和/或疾病相關腦部變化
          ↓
      認知表現下降
       ↙       ↘
順序性動作—認知訓練    同時性動作—認知訓練
       ↓               ↓
 體能運動→認知練習    體能運動＋認知練習
       ↓               ↓
    神經可塑性       增強神經可塑性
       ↘           ↙
     動作—認知訓練相關腦部變化
              ↓
          認知表現提升
```

「頭腦簡單，四肢發達」，這句話似乎暗示著運動不一定能直接提升人們的聰明才智。然而，科學研究發現，**運動的真正價值在於促進大腦保持年輕化**。年輕的大腦具備更強的學習能力和適應力，這才是提升認知功能背後的關鍵因素。因此，運動後的大腦會處於最佳的狀態，若能充分利用這段黃金時間進行學習、工作、生產性活動或認知訓練，就能

更有效地增強記憶力、注意力和執行功能，進一步提升整體認知表現。順序性或同時性體智活動，都強調在運動後或運動時給予認知的訓練。

這一整合性理論架構也被稱為是「引導可塑性促進模型（Guided Plasticity Facilitation Framework）」，核心概念是：認知任務可引導大腦在運動後的可塑性窗口期（plasticity window）中，進一步精細化與強化神經迴路。這種互相引導與增強的過程，使得體智活動訓練不僅提升身體健康，更能有效抵抗年齡或疾病所導致的認知退化。

體智活動訓練並非只是做運動後或做運動時順便動腦，而是透過精心設計的時間安排與任務組合，在身與腦之間創造出「引導式協同刺激」，以達到提升神經可塑性來強化認知功能，進而增進大腦健康的良性循環。

順序性和同時性體智活動的生理機制

運動後大腦會釋放一系列對神經健康有效益的激素與神經因子，這些物質有助於提升情緒、激發學習動機，並強化大腦功能。主要包含以下幾種：

血清素：有助於調節情緒與壓力，並提升專注力與心理穩定性。

多巴胺：參與大腦的獎勵與動機系統，能增強學習熱情與行動意願。

腦源性神經滋養因子（BDNF）：被譽為大腦的 SK-II，能促進神經元的生長、修復與連結，是維持大腦可塑性與記憶學習的關鍵分子。

其中，BDNF 的濃度在運動後會顯著上升，成為強化大腦功能的重要催化劑。然而，BDNF 的半衰期相對短暫，也就是說它在血液中的濃度會很快下降。因此，若能在運動結束後的黃金時段立即進行學習、工作或其他認知刺激活動，就能充分發揮運動對大腦的正面影響。

這正是所謂的趁熱打鐵原則，當大腦處於高度活化、神經可塑性最佳的狀態時投入認知任務，不僅能提升專注力與記憶效果，更能強化學習成果與大腦健康。這也是為什麼順序性（先運動再認知）與同時性（邊運動邊認知）的體智活動模式，都具備其生理學上的理論基礎與實證支持。

體智活動能提升認知

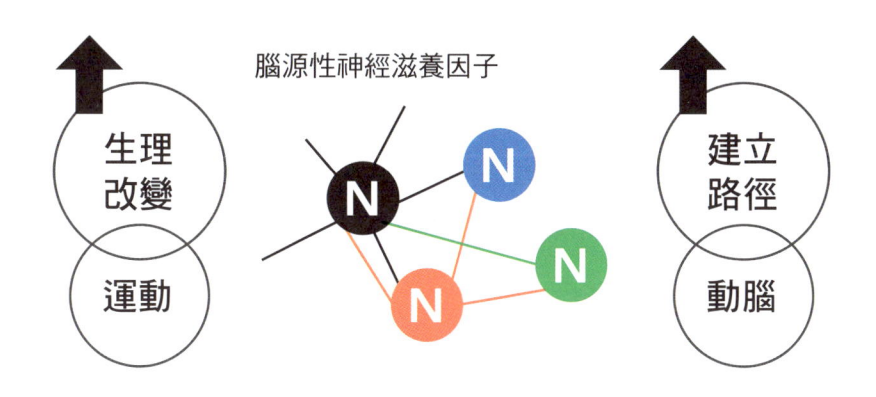

腦源性神經滋養因子

生理改變 / 運動 → N（神經網絡）← 建立路徑 / 動腦

運動對認知學習的延續性影響

令人振奮的是，運動對大腦的好處並不限於運動當下或結束後的短

時間內。越來越多的研究指出，運動後所促進的神經激素釋放與認知功能提升，能延續至整天的學習過程，甚至對當晚的記憶鞏固也有幫助。換句話說，無論是白天上課上班，或是夜晚整理複習內容，運動後的學習表現往往明顯優於沒有運動的人，達到事半功倍的效果。

這也是為什麼不建議早自習拿來考試或讀書，應該要用來運動，幫助孩童之後的專注力表現及學習成效。許多成功的企業家和領導人都將「早起運動」視為提升工作效能、維持健康和增強自律的關鍵。

運動與認知的同步效益

芬蘭在 2015 年進行了一項大型臨床研究 FINGER（Finnish Geriatric Intervention Study to Prevent Cognitive Impairment and Disability），證實「運動與認知並行訓練」的價值。這個研究針對 1260 位、60-77 歲、具認知退化高風險的長者，進行為期兩年的綜合介入，內容包括有氧與肌力的體能訓練、飲食與營養建議、認知訓練、心血管健康管理。

結果顯示，參與者在執行功能、記憶力與訊息處理速度等多方面均有顯著進步。這項研究強調，多元介入、結合身體和認知任務挑戰的訓練模式，對延緩認知退化、強化大腦儲備功能，具有決定性的效果，也在提升認知與延緩失智風險方面發揮了關鍵作用。

我們可以將體智訓練比作一場交響樂，運動如同穩定節奏的節拍器，大腦則演奏出創意與思維的旋律，兩者融合就可演出一首屬於健康與學習的完美樂章。運動不僅延緩大腦老化，更為大腦創造一段學習與適應的黃金時間。

推薦實踐方式

- **運動後立即學習**：運動後的 30-60 分鐘是腦源性神經滋養因子濃度高峰期，此時進行語言記憶、創造性思考或認知挑戰，效果尤為明顯。
- **同步進行體智訓練**：如一邊踏步一邊記憶單字或背誦，結合有氧運動與認知挑戰，讓大腦與身體共同受益。
- **養成規律運動與持續學習的習慣**：每天 30 分鐘中等強度運動，以及認知訓練，不僅能維持體能，更是提升學習效率與生活品質的關鍵。
- **一日之計在於晨**：一早透過運動開啟高效的工作效率與學習狀態，效果可幫助之後的工作與學習表現，就算到了晚上一樣有效用。

運動不只是強化身體的手段，更是活化大腦的催化劑。當我們學會將運動與認知結合，不僅讓頭腦更靈活，四肢更發達，也能以最佳狀態迎戰學習與生活的每個挑戰。

體智活動 隨堂考
詞語接龍超慢跑

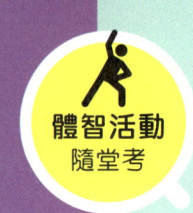

（坐姿、站姿皆可以進行）

手肘彎曲，自然擺盪，不超過中線。

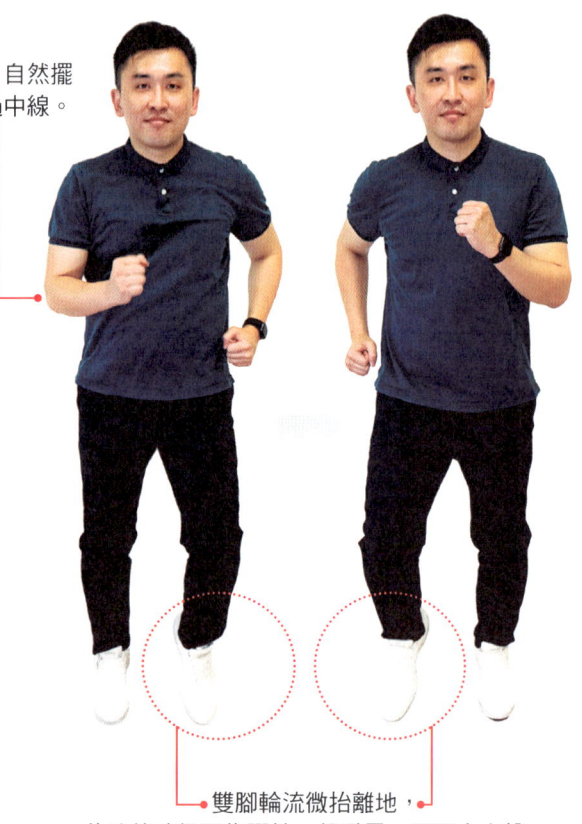

什麼是超慢跑？
超慢跑是一種低衝擊、節奏緩慢的跑步形式，強調穩定重心、動作流暢與輕柔步伐，特別適合各年齡層與不同體能程度者。屬於中低強度運動，適合長時間持續進行，能有效提升心肺耐力、增強下肢肌力，並降低受傷風險。

雙腳輪流微抬離地，著地的時候要像彈簧一般避震，不要太大聲。

原地超慢跑技巧

- **站姿正確**：雙腳與肩同寬，膝蓋微彎，背部挺直，肩膀放鬆。
- **輕抬放腳**：雙腳交替輕抬，腳尖輕觸地面，動作穩定且流暢。
- **手臂自然擺動**：手臂自然彎曲，配合步伐輕鬆前後擺動。
- **呼吸平穩**：鼻吸嘴吐，配合動作節奏，維持自然呼吸。

★ 動作輕鬆，節奏緩慢，重心穩定安全，低噪音、居家可隨時隨地練習。

詞語接龍
超慢跑

準備

- **熱身運動**：簡單進行關節和肌肉熱身，避免運動傷害。例如：雙手向外畫圓擴胸、下肢踢腳和抬膝暖身。
- **場地選擇**：找一個平坦、安全、不會打滑的區域。
- **道具選擇**：如果擔心跌倒可以利用椅子以坐姿進行。
- **準備題目**：決定接龍主題，例如動物、食物、成語等。

挑戰規則

- **接龍規則**：每個詞語須用上一個詞的字尾開頭，例如：書法→法國→國家。詞語需至少兩個字以上，且不能重複使用。每 4 拍說出一個詞語，保持節奏與呼吸穩定。
- **運動規則**：用可正常說話的配速進行超慢跑，保持穩定呼吸節奏。

功能效益

- **提升心肺耐力**：超慢跑是一種低強度的有氧運動，能提升心肺功能與血液循環。
- **增強認知靈活性**：詞語接龍能刺激語言流暢性和思維靈活性，促進大腦活化。
- **訓練專注力與任務切換能力**：在運動中需專注進行詞語接龍，有助於提升注意力和多任務處理能力。
- **調節呼吸與運動節奏**：透過穩定的呼吸節奏與運動協作，改善身體與大腦的協調性。

體智活動隨堂考 詞語接龍超慢跑

（坐姿、站姿皆可以進行）

詞語接龍

紅豆→豆花→花朵→躲藏

目標完成

- 初階版：持續完成 5 分鐘的詞語接龍超慢跑。
- 體能進階版：持續完成 10 分鐘的詞語接龍超慢跑，增強耐力。
- 認知進階版：持續完成 5 分鐘的三字詞語接龍超慢跑，進一步加強語彙搜尋與記憶挑戰。例如：三地門→門外漢→漢尼拔→拔河賽→賽德克→克拉克。

跑步會不會增加膝蓋和髖關節關節炎的風險？

跑步是否會增加關節炎的風險？研究顯示，取決於跑步的頻率與強度。根據《JOSPT》（2017 年 6 月期刊）的報告，休閒跑步者的髖關節或膝關節炎發生率僅為 3.5%，明顯低於久坐不動的人（10.2%）和競技跑步者（13.3%）。

沒有跑步或其他身體活動的非跑步者，也就是久坐少動的生活模式，關節炎風險達到 10.2%，表明缺乏活動可能導致較高的關節退化風險。

意外的，反而是專業或競技跑步者的風險較高，例如參與國際賽事或高強度訓練的跑者，關節炎風險達到 13.3%。這可能與訓練強度和頻繁的負重運動有關。

休閒跑步（類似超慢跑）是一種強調舒適節奏、低強度且穩定的跑步形式，與高強度的競技跑步相比，更適合一般人群參與，尤其是初學者或中高齡者。這種運動模式接近超慢跑，強調小步伐、穩定的速度，以及對姿勢與呼吸的調控。

休閒跑步或超慢跑都是一種安全有效的全身運動，能通過促進關節液循環和強化下肢肌肉，幫助參與者維持關節健康，同時享受運動樂趣。

關節健康的實務建議

避免過度訓練，即使是低強度的休閒跑步，每週也應安排適當的休息日。並搭配其他低衝擊運動，如游泳、瑜伽，進行交叉訓練，以減少重複性關節負擔。若膝蓋有輕微不適，可使用膝蓋護具提供支撐。

▸ 體智活動也是一種多工模式

在日常生活中，我們常常需要同時處理多項任務，例如一邊開車一邊聆聽導航指示，或是一邊準備晚餐一邊與家人交談，這些都涉及「雙重任務」的能力，而體智活動正是雙重任務的一種實踐形式。然而，隨著年齡的增長，完成雙重任務的能力會逐漸下降，進而影響日常功能與生活品質。因此，透過訓練提升雙重任務的能力，對於維持生活獨立性和提升生活品質至關重要。因為日常生活裡，處處充滿著雙重任務的需求，當我們此能力不佳或受到影響，將會造成我們做事效率變差或容易發生意外危險。

▍雙重任務訓練的核心理念

如同前面說過的，雙重任務訓練指的是同時執行兩項或多項運動任務。當我們執行雙重任務時，大腦的前額葉皮質會特別活躍。這個區域負責注意力分配、任務協調和執行功能。透過功能性磁振造影研究，科學家發現雙重任務能啟動更多神經網絡，促進不同腦區之間的協作與溝通。這種神經活動不僅有助於提升認知能力，還能強化大腦的適應性與可塑性。

因此我們可以將大腦和身體比作一台複雜的機器，大腦是中央處理器，身體則是運作的機械零件。如果中央處理器無法同時有效同時管理多個指令，整台機器的效率便會下降。而雙重任務訓練，正是強化這台機器協作能力的最佳方法。

現在我們來透過以下活動，測試自己的雙重任務能力吧，看看是否能像指揮家般動作流暢優雅喔！

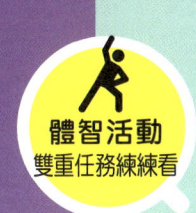

我是指揮家（彈指版）

體智活動 雙重任務練練看

準備姿勢

- **坐姿或站立皆可**：保持背部挺直。坐姿，雙腳平放在地面；站立，雙腳與肩同寬，保持身體穩定。
- **呼吸調整**：進行幾次深呼吸，放鬆肩膀與手臂，準備做挑戰。

挑戰規則

位置彈指雙手同步動作

- **左手任務（固定）**：上下移動，在最上方與最下方進行彈指動作，節奏穩定，維持直線軌跡。
- **右手任務（變化）**：根據不同關卡畫出特定圖形，並在圖形的每個邊緣轉折點進行彈指，與右手同步節奏進行。

三關挑戰設計

第一關｜左右線條

- 右手畫橫線：從左到右、右到左，每到一點彈指一次。
- 同時左手上下直線彈指。
- 完成連續幾次後，左右手交換任務，再進行一次。

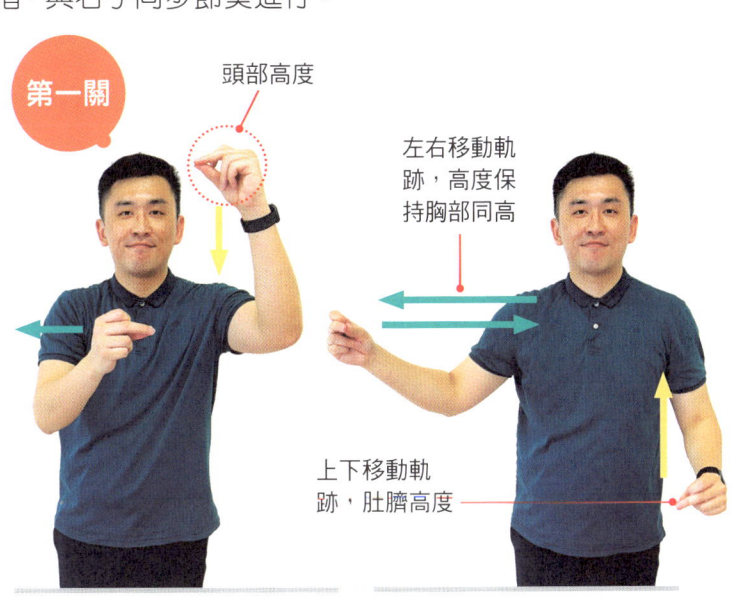

第一關

頭部高度

左右移動軌跡，高度保持胸部同高

上下移動軌跡，肚臍高度

體智活動 雙重任務練練看

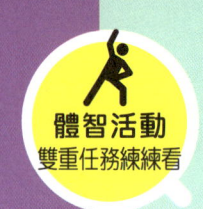

我是指揮家

（彈指版）

第二關｜三角形挑戰

- 右手畫一個等邊三角形，每經過三個角落彈指一次。
- 同步左手上下直線彈指。
- 完成連續幾次後，左右手交換任務，再進行一次。

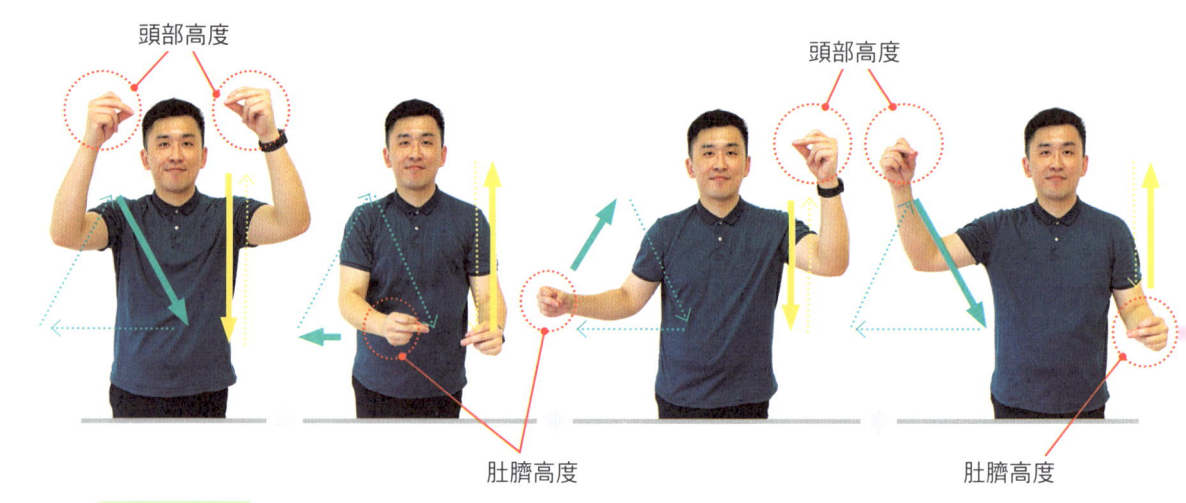

頭部高度　　頭部高度
肚臍高度　　肚臍高度

功能效益

- **大腦左右協調訓練**：透過同步操作雙手畫不同圖形，能促進大腦兩側協調運作，提升執行功能。
- **增進專注與多工能力**：需同時留意雙手節奏與圖形方向，可提升注意力與多任務處理能力。
- **訓練上肢靈活性與動作控制**：多變的圖形可訓練手部靈活轉動，並精確控制彈指位置。
- **提升手眼協調與節奏感**：位置彈指的回饋聲響能協助維持節奏，並強化動作、空間、時間的對應關係。

我是指揮家

第三關

第三關｜正方形挑戰

- 右手畫正方形，在四個轉角處進行彈指。
- 同時左手上下直線彈指。
- 完成連續幾次後，左右手交換任務，再進行一次。

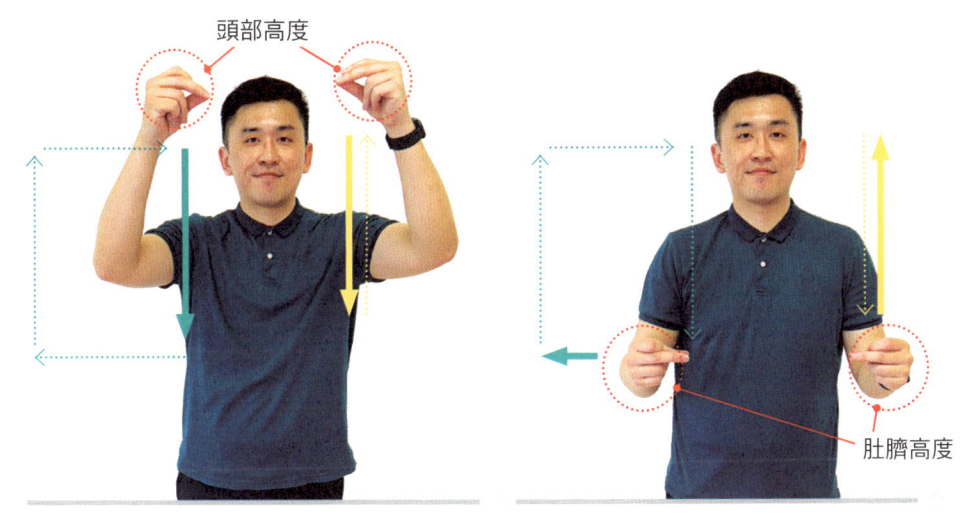

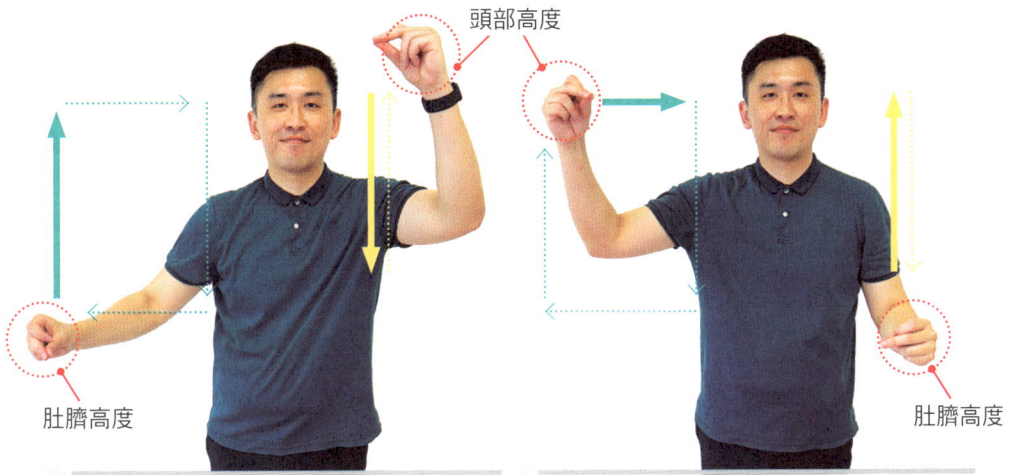

頭部高度

肚臍高度

頭部高度

肚臍高度　　　　　　　　　　　　　　肚臍高度

Chapter 1・揭開體智活動訓練的神祕面紗　51

雙重任務的分類：體體、智智、體智

在一個特殊的教師研習會上，三位老師展示了截然不同的教學方式。王老師讓學生一邊開合跳，一邊丟接球；李老師要求學生聽課的同時，邊寫考卷；張老師則設計了邊踏步邊背單字的活動。這三種教學方式恰好展現了雙重任務的三大面向：體體活動、智智活動和體智活動。

探索雙重任務的維度

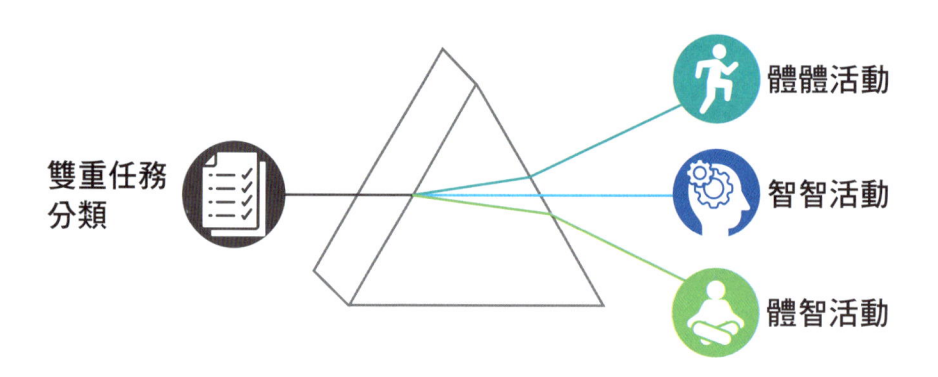

雙重任務分類
- 體體活動
- 智智活動
- 體智活動

體體活動：身體的協奏曲

芭蕾舞者必須同時控制腿部跳躍和手臂擺動，這就是優美流暢的體體活動展現。在日常生活中，這樣的活動隨處可見，例如游泳時協調左右手腳動作，打籃球時一邊蹲走一邊運球，打太極時穩定下盤肌力，並協調上下肢體移動等。

智智活動：大腦的交響樂

如同一位出色的指揮家需同時關注多個樂器聲部，我們的大腦也需要處理多重認知任務，例如一邊開會一邊記錄重點、或一邊開車一邊聊天、聽音樂時背誦課文等。

體智活動：生活的管弦樂團

體智活動就像是一場精心編排的管弦樂演出，需要身體和大腦的完美配合，例如跳舞時記住舞步順序、跑步時計畫接下來的生活行程。

正如一場成功的音樂會，需要樂團成員們長期練習與培養默契，雙重任務能力的提升也來自於日常生活中的點滴習慣，透過在生活中有意識地練習這些活動，我們也能逐步提升處理多重任務的能力，讓生活變得更加從容自在。

並不是鼓勵分心，雙重任務訓練負荷的最佳平衡點

一心二用這樣對嗎？這樣做不會造成分心嗎？這可能是很多人看到雙重任務訓練時的第一個疑問。確實，從小我們就被教導一次專注做好一件事，但為什麼卻在設計訓練時，刻意要求同時進行兩種任務呢？

在日常生活中，我們常聽到「專心一致」、「一心不能二用」，但實際上，人類大腦具備處理多工任務的能力，關鍵在於如何正確設計和調整雙重任務的活動負荷，而非完全迴避多工處理，也就是必須區分「隨

意的分心」與「有系統的訓練」。

- **隨意分心**

    注意力渙散，缺乏規劃。

    可能有安全風險。

- **系統性訓練**

    精心設計的任務組合（運動加上認知）。

    循序漸進的難度調整。

就像為運動員設計訓練計畫一樣，雙重任務訓練也需要精準的負荷設計，訓練須注意兩大方向，由簡入深和一簡單搭配一挑戰，這樣才不會造成分心的狀況，讓活動訓練達到真正的效益。

設計最佳的雙重任務訓練

簡單運動＋主要認知
使認知任務專注而不分心
增強學習效果

簡單運動 ＋ 主要認知

根據表現調整
根據個人狀況逐步調整
由簡入深

簡單認知＋主要運動
使運動專注而不分心
確保安全和有效性

簡單認知 ＋ 主要運動

訓練是否成功的關鍵，在於難度的適當調整。挑戰過難可能導致挫敗感，降低參與動機，例如一邊單腳跳一邊上課，兩個體智任務都相當

困難，只會造成更多的挫折感，最終放棄。相對的，挑戰太容易就無法達到訓練效果，例如一邊走路一邊數數，無法刺激活動動機，達到活動的延續參與。因此，雙重任務訓練需要根據個人的能力與目標，設計難易適合的活動，才能讓參與者在達成任務後感受到成就感，進而達到效益。

當我們在挑戰中體驗到「我可以做到！」的瞬間，這種正向回饋會進一步激發持續與挑戰的動力，再透過逐步增加難度，達到身心靈的三贏益處（體智心）。

因此雙重任務訓練不是在鼓勵分心，而是透過循序漸進的系統性訓練，提升大腦的多工處理能力。這種訓練方式其實更貼近真實生活，能夠更有效地幫助我們應對生活中的各種挑戰，從中獲得訓練的效益。

比較恰當的設計如下：

簡單運動搭配主要認知：例如一邊站立一邊學習或工作，相較於純坐著工作有效率，也比一邊原地快跑加工作還有效率。

簡單認知搭配主要運動：例如一邊有氧舞蹈運動，一邊唱著耳熟能詳的歌曲，或一邊重訓一邊數數。

體智活動隨堂考

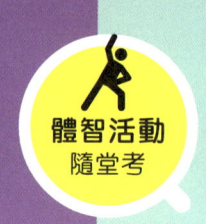

數感踏步王

（單人或團體皆適合）

準備姿勢

- **站立**：寬敞且安全的空間，站立，雙腳與肩同寬。
- **調整呼吸**：保持自然穩定的呼吸節奏，確保說話時不會感到吃力。
- **準備動作**：提前練習高抬膝踏步，熟悉動作節奏。

挑戰規則

- **基礎踏步**：進行高抬膝踏步，同時大聲清晰地數數，1、2、3…。確保動作穩定，節奏均勻。
- **規則一**：**說到個位數字是 3、8 時拍手**，例如數到 3、8、13、18、23、28……，快速拍手一次。持續踏步，不中斷計數和動作的流暢性。
- **規則二**：**5 的倍數時雙手摸頭**，例如數到 5、10、15、20、25、30……，雙手輕拍自己的頭部。

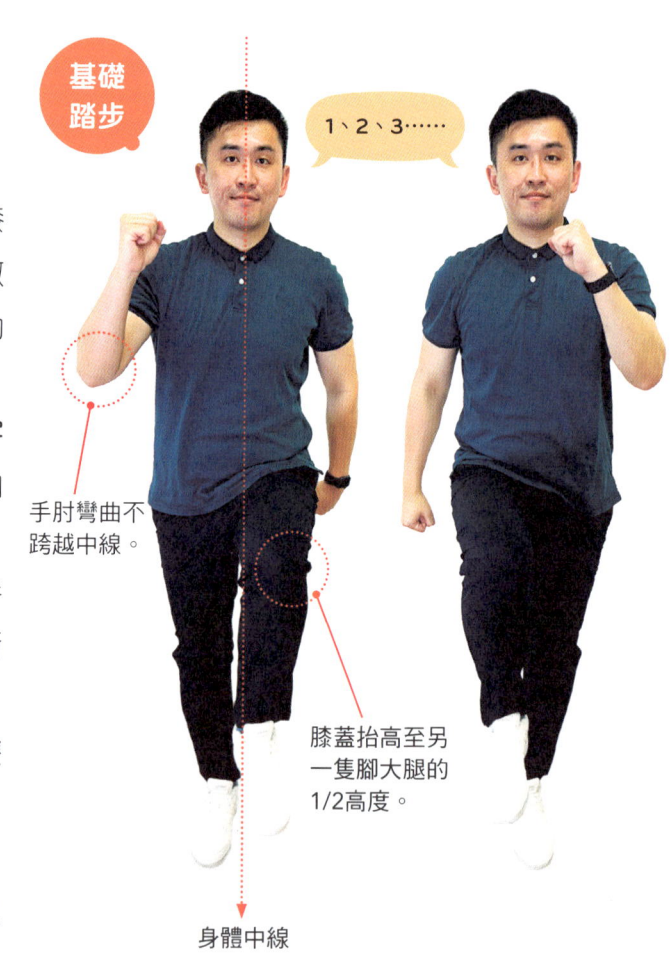

基礎踏步

1、2、3……

手肘彎曲不跨越中線。

膝蓋抬高至另一隻腳大腿的 1/2 高度。

身體中線

56

規則一　拍手　規則二　雙手摸頭

數感踏步王

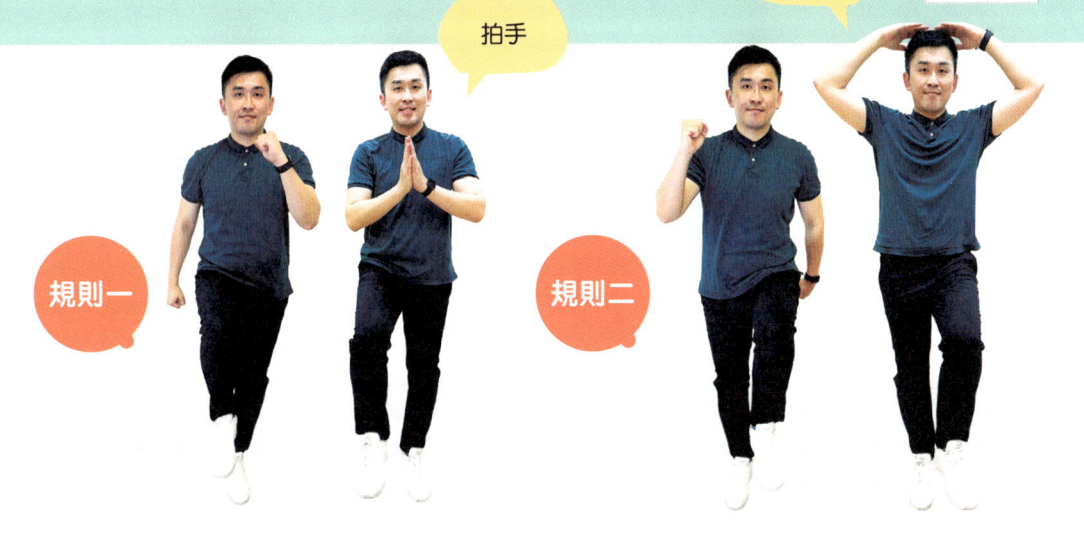

功能效益

- **提升心肺耐力**：高抬膝踏步屬於中低強度的有氧運動，能促進心肺功能並提高血液循環。
- **強化認知靈活性**：多重規則的判斷思考，刺激大腦的執行功能與注意力。
- **改善協調與反應速度**：同時進行動作與思考，能增強手腳協作和反應能力。
- **提升團體參與感**：團體進行時增添趣味性，可促進互動與團體合作。

目標完成

- **初階版**：完成數到 50，正確執行所有數字 3、8 的拍手。
- **進階版**：完成數到 100，正確執行數字 3、8 的拍手和 5 的倍數摸頭。
- **高階版**：增加挑戰內容，例如多重規則或更高的數字範圍，進一步提升難度。

體智活動訓練的多元方式及分類

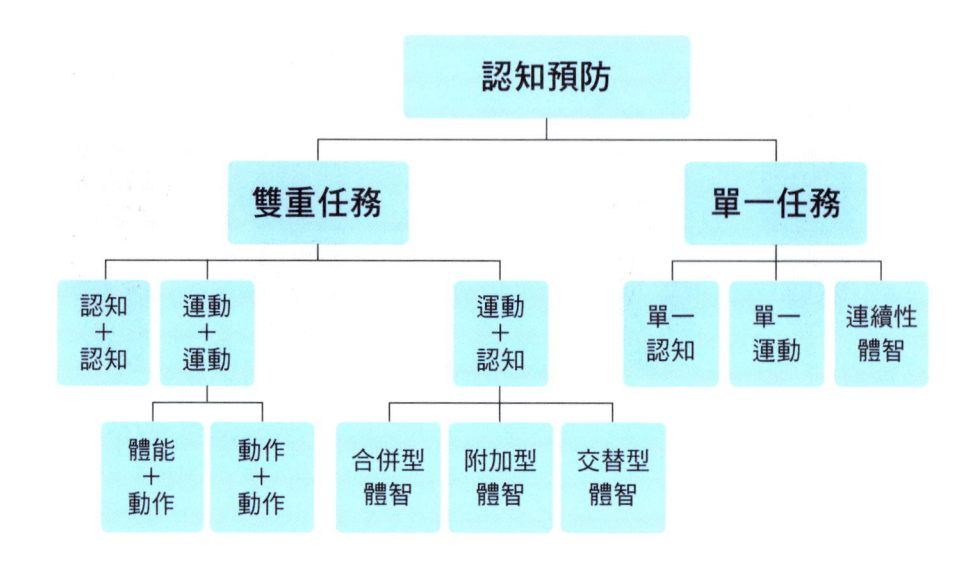

```
                        認知預防
                    ┌──────┴──────┐
                  雙重任務        單一任務
            ┌──────┼──────┐   ┌────┼────┐
          認知   運動    運動  單一  單一  連續性
          ＋     ＋      ＋   認知  運動  體智
          認知   運動    認知
              ┌──┴──┐  ┌──┼──┐
             體能  動作 合併型 附加型 交替型
             ＋   ＋   體智  體智  體智
             動作  動作
```

　　根據上圖與前面的內容，以認知預防的觀點來看，從單一任務到雙重任務的層層進階，搭配認知和運動的排列組合，產生多元的活動方式，可幫助不同需求的群體選擇適合的訓練。主要分類與說明如下：

單一任務

　　單一任務的訓練聚焦在一個目標，適合初學者或需要特定訓練的群體。

- 單一認知訓練：直接針對大腦功能進行訓練，關鍵就在資訊輸入

大腦和輸出處理，像是解數學題或閱讀活動。
- **單一運動訓練**：透過體適能達到認知預防，例如有氧運動或肌力運動，伸展運動反而對大腦效果不顯著。
- **順序性體智訓練**：運動與認知分開進行，通常是先運動再動腦，例如上午運動、下午進行認知挑戰。這是往雙重任務體智活動過度的初階方式。例如完成跑步訓練後，再進行數學計算。

雙重任務

雙重任務訓練是在活動中同時進行另一項挑戰，模擬日常生活中多工處理的情境。這種訓練方式不僅可以提升體適能，還能促進大腦多任務處理能力。

- **運動＋運動（體體）**：需要同時協調不同的身體動作，增強身體多工處理能力與靈活協調性。例如一邊超慢跑，一邊運球。
- **運動＋認知（體智）**：在進行身體運動的同時完成認知挑戰，強化大腦與身體的同步運作能力。例如一邊騎腳踏車，一邊背誦英文單字。
- **認知＋認知（智智）**：同時進行兩項認知活動，訓練大腦的認知多工處理能力。例：上課專心聽講邊做詳細筆記，訓練資訊的吸收與整理同步完成。

這些雙重任務訓練能讓我們在趣味中挑戰自己的多工能力，不僅提升日常生活中的應變力與協調力，還能有效促進身心健康的全方位發展。

體智活動的進階分類

根據運動與認知的關聯程度，雙重任務訓練還可進一步分為以下三種類型。

- **附加型體智**：運動與認知任務互不相關，彼此獨立完成。例如高抬膝踏步或猿猴式超慢跑，同時唱歌或背誦單字。
- **合併型體智**：運動與認知相互關聯，認知任務是運動的一部分。例如步行時數數，數到 5 的倍數時拍手或微蹲。
- **交替型體智**：運動與認知任務輪流快速轉換進行，這種方式能有效緩解疲勞，同時能增強運動與認知的專注力。例如深蹲 10 下後進行詞語接龍，再回到深蹲 10 下後進行詞語接龍，跟前面的順序性體智，時間拉得比較長的概念不太相同。

猿猴式超慢跑

猿猴式超慢跑是一種源自超慢跑的變化型動作，靈感來自猿猴行走時的特徵。在進行時，身體微微前傾，手臂用較大幅度自然擺動，步伐維持在原地或極小幅度移動，透過「交替抬起腳跟、再放下」的動作，是一種節奏穩定、負擔輕微的運動方式。

相較於傳統的原地超慢跑或直線超慢跑，對於膝蓋或足底較為敏感者來說，更是一種低衝擊、安全性較高的替代選擇。

體智活動隨堂考

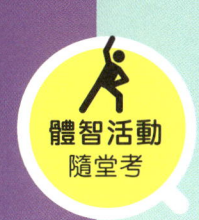

猿猴節奏聯想接龍

猿猴節奏聯想接龍

（單人或團體皆適合）

準備姿勢

- **站立位置**：站於安全無障礙的空間，雙腳與肩同寬。
- **姿勢調整**：身體微微前傾、雙腳與肩同寬、肩膀放鬆、雙手自然彎曲擺放在身側。
- **節奏設定**：使用節拍器或播放背景音樂，來幫助穩定動作節奏，建議設定在每分鐘 140-200 拍（bpm）。

挑戰規則

- **基本動作**：猿猴式超慢跑。
- **腳步動作**：雙腳跟交替抬起腳跟再放下，不需往前踏出，雙腳始終維持在原地或小範圍內移動，保持動作流暢穩定。
- **手臂動作**：雙手自然彎曲，隨著腳步用較大幅度前後擺動，模仿猿猴行走時的擺臂動作。

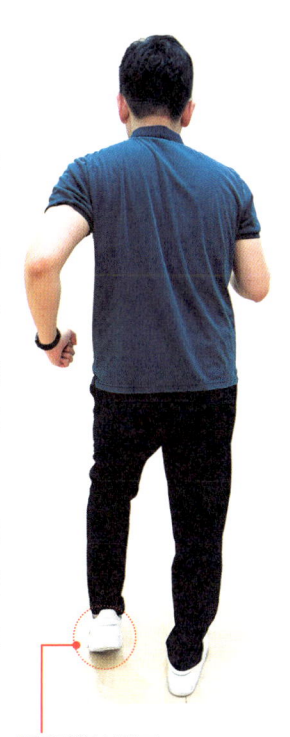

手肘彎曲自然擺盪。

腳跟離地即可。

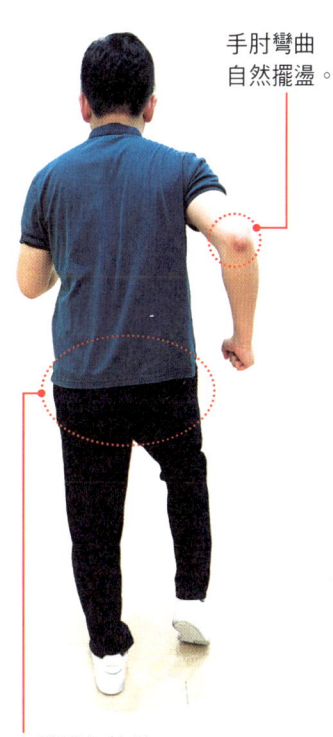

身體重心放低，可增加難度。

Chapter 1・體智活動訓練的多元方式及分類

體智活動 隨堂考

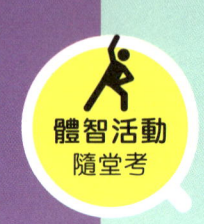

猿猴節奏聯想接龍

（單人或團體皆適合）

節奏接龍挑戰

- 每「四拍」或「八拍」需說出一個與指定主題相關的詞彙，例如主題是水果、動物、你的夢想、天空有的東西、喜歡的歌曲等等。
- 每說出一個詞語，搭配拍手一次，如：西瓜／拍手、芒果／拍手。

目標完成

- **初階版**：每八拍說出一個詞彙，維持穩定動作與接龍挑戰至少 30 秒以上。
- **進階版**：每四拍說出一詞彙，維持穩定動作與接龍挑戰至少 30 秒以上。

功能效益

- **節奏與穩定性訓練**：透過穩定節拍建立動作節律，能提升運動與呼吸的同步性。
- **語言與聯想思維訓練**：促進語彙流暢性、創造力與聯想力。
- **動作與認知整合**：需同時進行身體與語言任務，能強化大腦的任務切換與專注能力。
- **社交互動與團隊參與**：可團體進行，加入「對戰接龍」或「錯誤懲罰」，增加活動趣味與參與動力。

Chapter 2

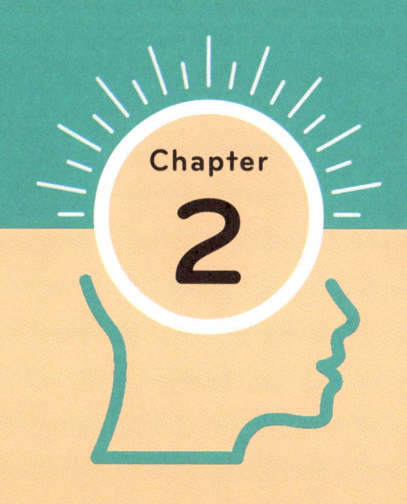

運動就是一種體智活動

運動分類模式

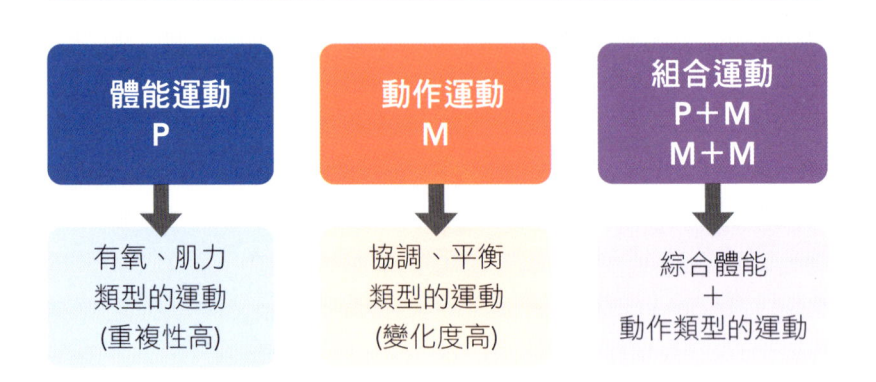

體能運動 P → 有氧、肌力類型的運動（重複性高）

動作運動 M → 協調、平衡類型的運動（變化度高）

組合運動 P＋M M＋M → 綜合體能＋動作類型的運動

　　運動本身就是一種體智活動？運動對大腦有許多好處，已經有大量研究支持，但其實運動本身也可以是一種「體智活動」——透過身體的參與，同時活化大腦。為了幫助大家更清楚地理解這個概念，我們把運動大致分成三種類型：體能運動、動作運動和組合運動。

▎體能運動（Physical Activities, 簡稱 P）

　　這類運動的特色是重複性高、節奏穩定，主要目的是鍛鍊身體的耐力、肌力或心肺功能。

常見的運動
- **有氧運動**：跑步、快走、游泳、騎腳踏車。
- **肌力訓練**：舉重、核心訓練、彈力帶運動等。

特性

動作重複性高，結構清楚、容易規劃。主要著重在身體的耐力、肌力與心肺表現，很適合用來建立規律運動習慣，維持體能狀態。

益處

除了提升身體健康、促進血液循環外，這類運動還能刺激大腦分泌腦源性神經滋養因子——這種物質就像大腦的保養品，能幫助神經元修復與成長，對維持記憶力與思考能力都非常重要。

動作運動（Motor Activities, 簡稱 M）

動作運動最大的特色是變化多、不重複，不像跑步或健走那樣重複同一動作，而是需要不斷調整姿勢、控制動作，常常同時牽涉到平衡、靈活度與協調性。因此特別需要專注力與身體的控制力。

常見的運動
- 平衡訓練：瑜伽、太極、單腳站。
- 協調性訓練：舞蹈、打擊、丟接球。

特性

動作變化多，需要神經控制力。經常同時用到多個部位的肌肉與關節，訓練過程中會明顯感受到「腦袋跟身體要配合起來」。

益處

動作運動能有效提升手眼協調力、反應速度與身體控制力，對於年長者或需要維持生活功能的人來說，動作運動可以預防跌倒、延緩失能。

組合運動（Combined Activities, 簡稱 P+M 或 M+M）

組合運動就像是前兩種運動的升級版，同時結合體能運動的耐力需求與動作運動的協調挑戰，有時甚至還融合多種動作模式，是一種更貼近生活情境的訓練方式。

常見的動作

- **體能＋動作**：如打桌球、打籃球、羽球，需要跑跳的體力和核心下盤穩定性，還要有眼明手快的反應協調能力。
- **動作＋動作**：比如複雜的舞蹈或體操，或平衡木上行走同時拋接球，也就是結合上肢的協調性與下肢的平衡感。

特性

同時考驗身體和大腦的協作能力，更接近真實生活中多工需求情境。通常較有挑戰性，也更具趣味性。

益處

組合型運動能大幅提升四肢身體與大腦同步操作的能力，不只讓我們更靈活，也能在日常生活中更能應對各種突發狀況。

運動分類模式

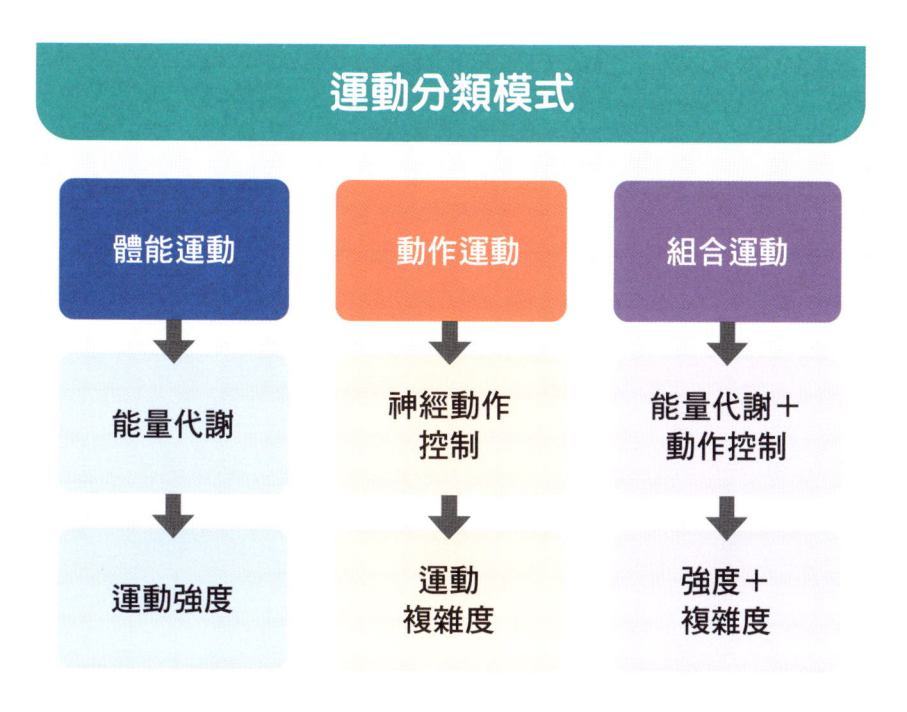

體能運動	動作運動	組合運動
↓	↓	↓
能量代謝	神經動作控制	能量代謝＋動作控制
↓	↓	↓
運動強度	運動複雜度	強度＋複雜度

運動對大腦的幫助

不同類型的運動，對大腦刺激的方式也不同。體能運動、動作運動和組合運動各自對大腦有哪些影響和幫助，以及它們如何影響能量代謝與神經動作控制的調控機制呢？

體能運動：提升能量，促進健腦荷爾蒙

體能運動像是跑步、健走、游泳、騎腳踏車等，屬於重複性高、節奏

穩定的運動形式，主要目的是提升心肺功能、肌力與耐力。這類運動雖然動作單純、容易上手，但因為**動作重複性高、變化少**，對大腦的認知刺激相對較低，因此如果想要實質的大腦效益，**運動強度就變得格外關鍵**。

當運動強度提升到適當的程度時，大腦會開始分泌一系列有助於認知健康的化學物質，包括能促進神經元生長與連結，大腦學習與記憶的核心物質腦源性神經滋養因子、提升專注力與學習動機的多巴胺和大腦的獎勵系統、有助情緒穩定的血清素，還能調節壓力與改善睡眠品質。

這些健腦化學物質的分泌與**運動強度、持續時間**高度相關。也就是說，在高重複性的體能運動中，若沒有達到一定的強度或時間門檻，大腦的反應相對有限。

動作運動：大腦與身體的高協作訓練

如果說體能運動是在強化心肺耐力，那麼動作運動就是在做大腦的靈活度訓練，像是太極、瑜伽、舞蹈、平衡練習等。這類活動的動作變化多，需要全身協調控制，同時邊動邊想，不但能活化大腦的執行功能，像是計畫事情、注意力切換、即時做決定的能力，還能提升手眼協調與反應速度，幫助我們在日常生活中更靈敏地應對突發狀況，像是避免跌倒、快速接球、或反應來車等情境。因此，動作型運動其實就是在做大腦的運動，動得越靈活，腦袋越清楚，是身心同步鍛鍊的最佳選擇。

組合運動：運動的雙重任務挑戰

組合運動是目前最被推薦的一種運動類型，結合了體能與動作挑戰，也就是說，你會一邊喘氣一邊動腦。生活中很多活動其實就是組合運動的代表，例如打籃球需要跑動（體能）同時控球、觀察、防守（動作＋策略），桌球、羽球也是需兼備體力與動作協調反應的運動。

綜合以上，我們可以知道運動並不只是體能的鍛鍊，更是一種促進大腦健康的活動。從單純的體能運動到動作運動，再到組合運動，每種運動形式都對大腦有獨特的益處。尤其是組合運動，它的強度與複雜度能讓身體與大腦在同步協作中獲得最大的訓練效益。因此，我鼓勵大家多嘗試不同形式的運動，特別是那些結合多重挑戰的組合運動，例如跳舞律動、抱石攀岩或球類運動等，不僅提升體能，更能增強大腦的活力與健康。

健腦運動的五大組合模式

健腦組合運動的應用模式

體能運動 Physical	有氧	肌力
動作運動 Motor	平衡	協調

運動結合不同元素能更全面提升身體與大腦的功能，以下針對有氧＋平衡、有氧＋協調、肌力＋平衡、肌力＋協調、平衡＋協調，五種健腦運動組合進行詳細說明。其中，有氧與肌力的組合因缺乏對大腦變化性的挑戰，主要集中在體能提升，對於認知的直接影響相對有限，因此不在討論範圍內。

結合體能與動作協調所設計的體智活動挑戰，能提升身體穩定度、靈活度與大腦反應力，每一項挑戰皆可依據長者、成人、兒童來調整難度。

體體活動挑戰賽

1. 有氧＋平衡——超慢跑單腿平衡挑戰

- 操作方式：原地進行超慢跑（搭配 160-180 bpm 音樂或節拍器，每

拍踏一步），每完成 9 拍（9 步），即抬起一腳進行單腳平衡一下子（約 3-5 秒），再恢復跑步並換腳。
- **挑戰等級**：初階連續 5 分鐘完成正確節奏與單腳平衡。進階時間拉長至 10 分鐘或挑戰節奏達 200 bpm。
- **訓練效益**：增強心肺功能、平衡感與核心穩定度，適合各年齡族群。

2. 有氧＋協調──猿猴式＋小球拋接挑戰

- **操作方式**：採猿猴式超慢跑（腳跟交替抬起、腳尖不離地）。每 8 拍（8 步）進行一次單手小球拋接（胸口高度）。可進階至左右手交替拋接，或雙手同時拋接大球。
- **挑戰等級**：初階維持穩定節奏與拋接，持續 5 分鐘不中斷。進階挑戰 10 分鐘，交替雙手或增加拋接難度。
- **訓練效益**：訓練反應速度與動作協調，適合各年齡族群日常應用。

3. 肌力＋平衡──串聯站立彈力帶挑戰

- **操作方式**：採用足跟對足尖的串聯站立，雙手拉伸彈力帶進行擴胸。完成數次後更換站姿腳位，維持平衡與穩定拉伸。
- **挑戰等級**：初階採串聯站，完成 15-20 次彈力帶動作。進階改為單腳站立下完成動作，或一邊腳跟碰腳尖前進，搭配拉彈力帶，提升核心控制挑戰
- **訓練效益**：同步訓練平衡與肌力，適合銀髮族、久坐族群改善姿勢與穩定性。

4. 肌力＋協調──半蹲運球挑戰

- **操作方式**：進入穩定半蹲姿勢，雙腳與肩同寬。初階用慣用手拍球或拋接小球。進階用左右手交替拍球，保持節奏與動作穩定。
- **挑戰等級**：初階用單手拍球持續 2 分鐘不間斷。進階則雙手交替拍球 2 分鐘以上。
- **訓練效益**：強化下肢肌力與專注度，適合年輕族群與運動愛好者。

5. 平衡＋協調──串聯站立小球彈接挑戰

- **操作方式**：採用足跟對足尖的串聯站立，一手將小球向地面彈起並接住，保持站姿穩定。
- **挑戰等級**：初階用慣用手連續成功接球 10 次。進階改用非慣用手進行挑戰。
- **訓練效益**：強化下肢穩定與上肢反應協調，適合需加強平衡力者或兒童族群。

項目	併攏站	半串聯站	串聯站
難度	低	中等	高
站姿描述	雙腳併攏，腳跟與腳尖接觸，重心均勻分布。	一隻腳稍微前移，腳跟輕觸另一腳內側，重心部分偏移。	一隻腳完全置於另一腳前方，腳跟貼合另一腳腳尖，形成直線站姿。
穩定性	高	中	低
適合對象	初學者、平衡能力較弱者。	中高齡、進階訓練者。	高階訓練者。
訓練目標	增強靜態平衡和穩定性。	提升動態平衡與下肢穩定性。	極限挑戰靜態平衡與重心控制。
挑戰方式	閉眼，加入手部動作。	加入拋接球或頭部身體轉動。	延長站立時間，或增加多方向干擾，如拋接球。

組合運動的生活訓練①：手指操

　　組合運動是一種結合不同動作類型的訓練方式，透過上肢協調、下肢平衡、肌力訓練等動作的搭配，達到全身的鍛鍊效果。這些動作可以組合成「動作包」，依照需求彈性調整強度與內容。

　　當這些組合動作的時間拉長，並搭配踏步、超慢跑、有氧律動等節奏活動，不僅能提升身體的穩定度與靈活性，也能帶動大腦的整體運作，進一步促進專注力、反應力與多工處理能力。在日常生活中，這類運動簡單好操作，無需器材、空間需求低，能靈活應用在家中、社區、辦公場域等各種情境。以下介紹兩個常見的組合運動——手指操與四肢協調操，適合各年齡層，是隨時都能啟動的體智活動。

　　手指操是以手部和上肢動作為核心的協調性訓練，透過靈活運用手指與手部的活動來刺激大腦功能，增強專注力與靈活性。研究顯示，手指的精細動作與大腦運作密不可分，尤其在大腦的感覺和運動區域中，手指活動佔據了相當大的比例。皮質小人（Cortical Homunculus）是一種用來說明大腦皮質運動區與感覺區功能分布的模型，顯示身體不同部位在大腦中的代表區域比例。透過這個模型可以發現，手部手指的區域比例非常大，意味著手指活動能有效活化大腦的感覺與運動區域，進而促進神經元的活躍。

　　適當的手指運動不僅能延緩大腦衰退，對於不同族群也有顯著的益處，例如，能幫助長者改善手部的精細動作與靈活性，進一步提升日常

生活自理能力；對於兒童而言，手指操能提升注意力、手眼協調能力，尤其在書寫和創意活動上的表現。

手指操不需要任何特殊設備，隨時隨地都能進行，像是搭乘大眾交通工具（如捷運、公車）時、看電視時的廣告空檔、排隊時、學校晨間活動時間、陪伴長輩或孩子互動時，利用這些日常片刻進行簡單手指運動，不僅能促進手部靈活度，也能訓練語言、節奏與專注力。

以下提供 1-10 吉祥話手指操，大家可以一邊做一邊動腦，也可搭配口訣和節拍器（可以掃描 QRcode 參考我設計的網頁程式），達到「動手、動腦、動口」的最佳效益。

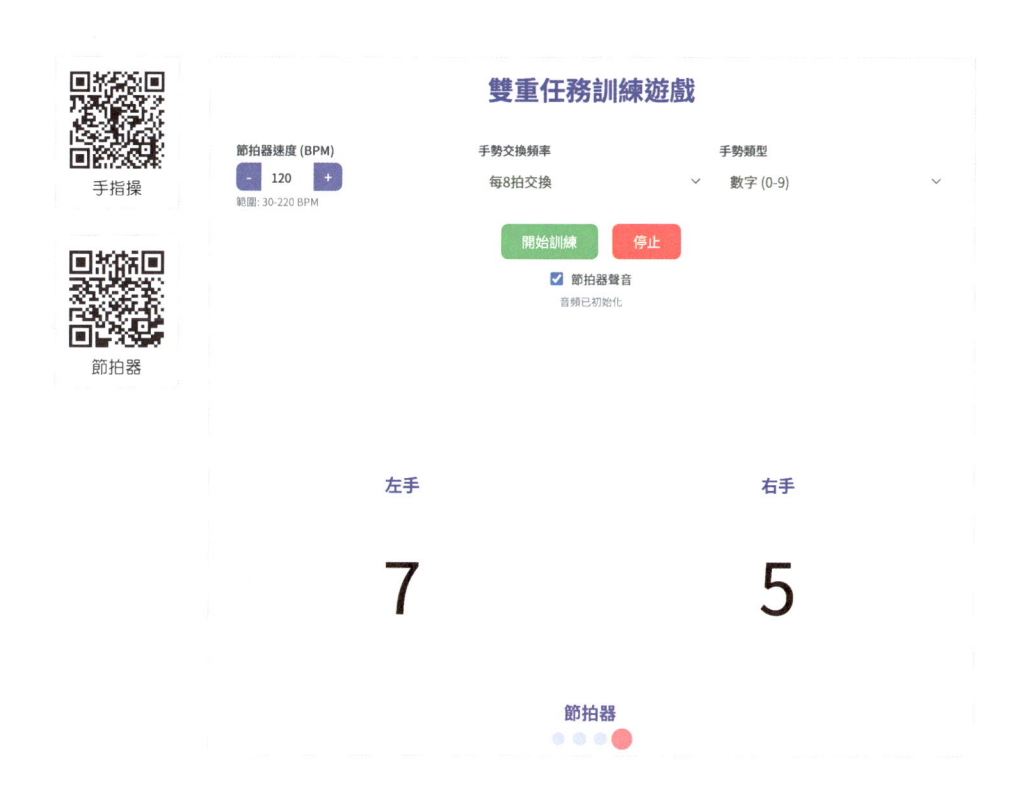

體智活動 手指操

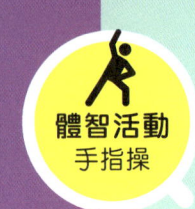

一元復始

挑戰目標

- 訓練手指靈活性、左右腦協調與反應能力。

操作方式

- **左手比「大拇指」、右手比出「食指」→同時交換手勢：**左手變成「食指」、右手變成「大拇指」。重複交替切換動作，保持節奏一致，並避免左右混亂。可搭配節奏口訣，如「一元復始、萬象更新」進行節奏引導。

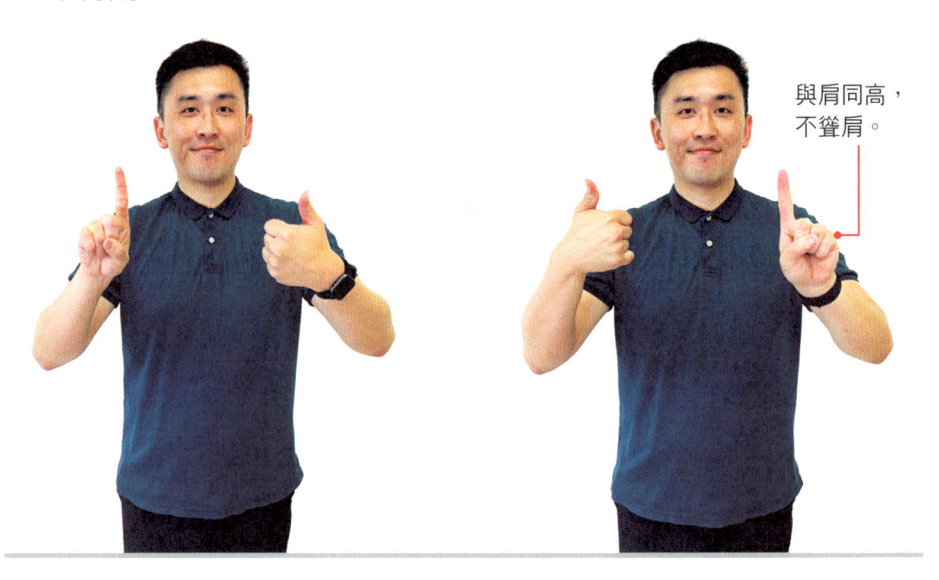

與肩同高，不聳肩。

挑戰等級

- **初階：**慢速進行，10 次正確完成手勢切換。
- **進階：**搭配音樂或節拍器（建議 100-120 bpm）挑戰 30 秒不中斷，手勢正確。

雙喜臨門

體智活動 手指操

手指操　節拍器

挑戰目標：

- 訓練手指靈活性、左右腦協調與反應能力。

操作方式：

- 左手比「剪刀」、右手比「石頭」→同時交換手勢：左手變成「石頭」、右手變成「剪刀」。重複交替切換動作，保持節奏一致，並避免左右混亂。可搭配節奏口訣，如「雙喜臨門、雙雙對對」進行節奏引導。

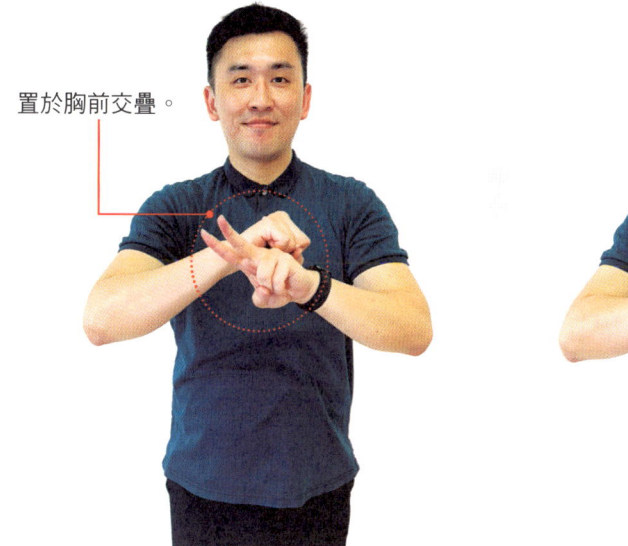

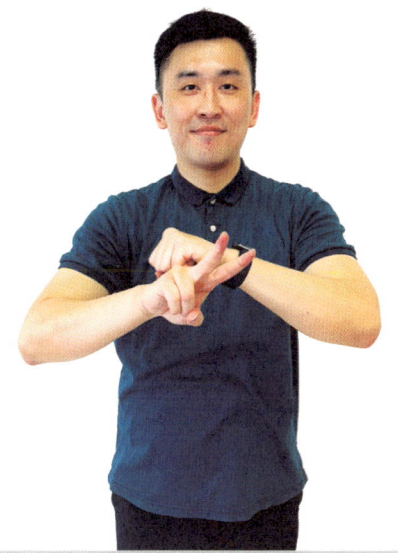

置於胸前交疊。

挑戰等級

- **初階**：慢速進行，10 次正確完成手勢切換。
- **進階**：搭配音樂或節拍器（建議 100-120 bpm）挑戰 30 秒不中斷，手勢正確。

Chapter 2・運動就是一種體智活動

體智活動 手指操

三陽開泰

挑戰目標

- 訓練手指靈活性、視覺辨識與左右腦協調能力。

操作方式

- 左手比「OK」、右手比「3」→同時交換手勢：左手變「3」，右手變「OK」。持續交替切換，可搭配口訣「三陽開泰、好運連來」幫助記憶節奏與手勢。

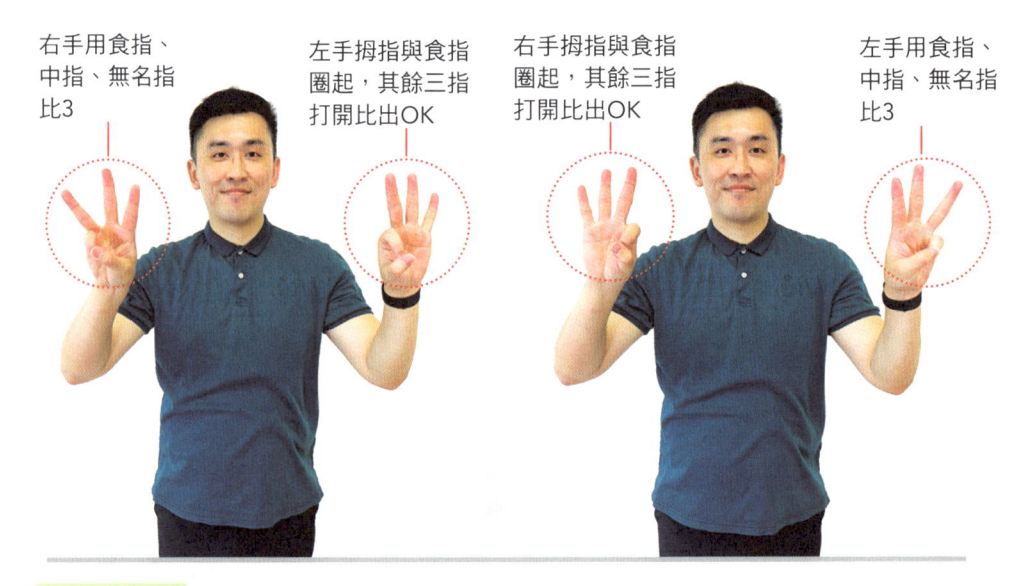

右手用食指、中指、無名指比3

左手拇指與食指圈起，其餘三指打開比出OK

右手拇指與食指圈起，其餘三指打開比出OK

左手用食指、中指、無名指比3

挑戰等級

- 初階：慢速進行，10 次正確完成手勢切換。
- 進階：搭配節拍器或音樂（建議 100-120 bpm）挑戰連續 30 秒不中斷，手勢正確。

體智活動 手指操

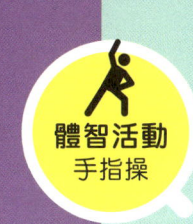

四四如意

手指操　節拍器

挑戰目標：

- 訓練手指獨立控制、左右手非對稱協調與認知靈活性。

操作方式：

- **左手大拇指彎曲貼掌心、其他四指伸直，比出「四」；右手則彎曲小拇指，其他四指伸直，一樣比「四」，但角度不同→同時交換手勢：** 左手彎曲小拇指，右手彎曲大拇指。重複交替切換動作，可搭配節拍器或口訣，如「四四如意、手腦合一」來練習節奏。

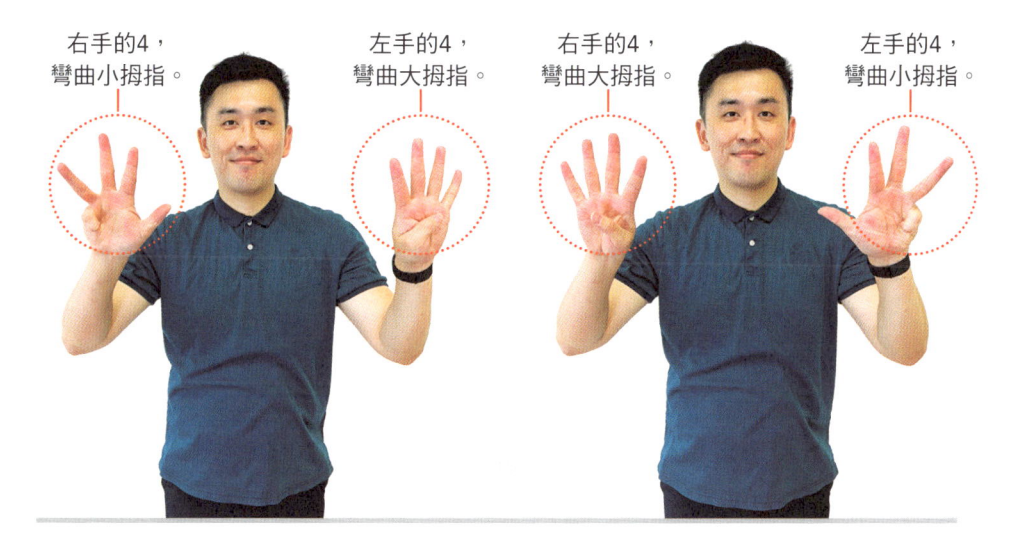

右手的4，彎曲小拇指。　　左手的4，彎曲大拇指。　　右手的4，彎曲大拇指。　　左手的4，彎曲小拇指。

挑戰等級

- **初階**：慢速進行，10 次正確完成手勢切換。
- **進階**：搭配節拍器或音樂（建議 100-120 bpm）挑戰連續 30 秒不中斷，手勢正確。

體智活動 手指操

五福臨門

挑戰目標

- 訓練上肢動作協調、左右手功能分化與專注力。

操作方式

- 左手張開「五指」放在胸口，右手向前伸直並握拳（象徵「五福」與「門」）→同時交換手勢：左手向前握拳、右手張開五指放胸口。重複交替切換動作，保持節奏一致，並避免左右混亂。可搭配節奏口訣，如「五福臨門、左右交錯」進行節奏引導。

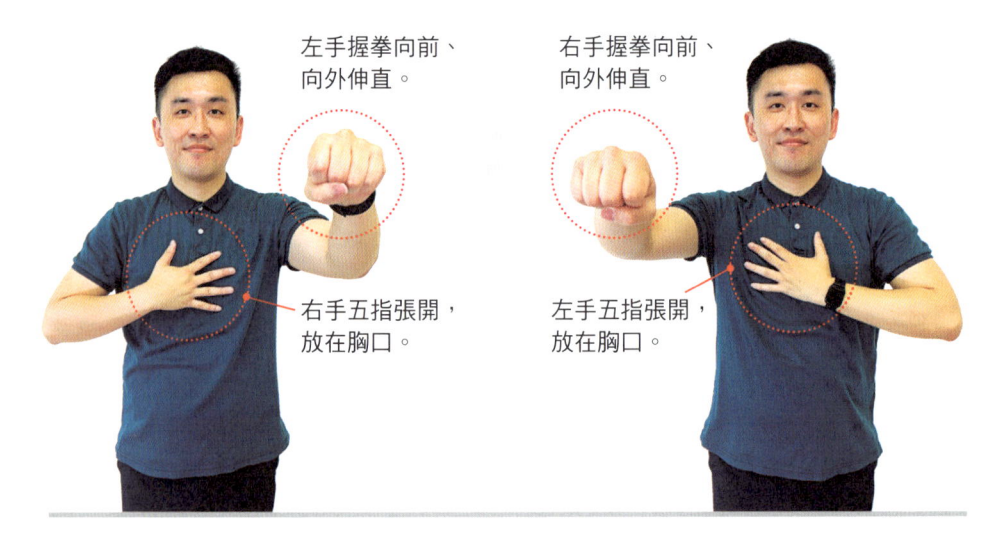

左手握拳向前、向外伸直。

右手五指張開，放在胸口。

右手握拳向前、向外伸直。

左手五指張開，放在胸口。

挑戰等級

- 初階：慢速進行，10 次正確完成動作切換。
- 進階：搭配節拍器或背景音樂（建議 100–120 bpm）挑戰連續 30 秒不中斷，手勢正確。

體智活動 手指操

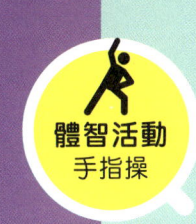

六六大順

挑戰目標

- 促進手指靈活度、左右腦協調與注意力切換能力。

操作方式

- **左手比「大拇指」、右手比「小指」→同時交換手勢**：左手變成「小指」、右手變成「大拇指」。重複交替切換動作，保持節奏一致，避免手勢錯亂。可搭配節奏口訣，如「六六大順、拇指小指」進行節奏引導。

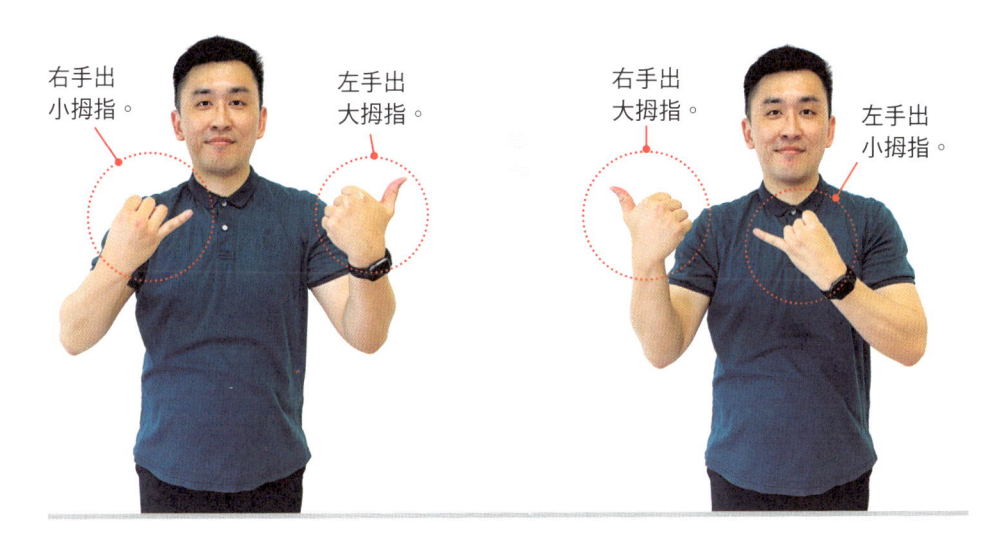

右手出小拇指。　　左手出大拇指。　　右手出大拇指。　　左手出小拇指。

挑戰等級

- **初階**：慢速進行，10 次正確完成動作切換。
- **進階**：搭配節拍器或背景音樂（建議 100–120 bpm）挑戰連續 30 秒不中斷，手勢正確。

體智活動 手指操

七星高照

挑戰目標

- 訓練手指靈活度、左右手協調力與大腦的動作控制。

挑戰等級

- 初階：慢速完成一輪上 2 ＋下 2
- 進階：搭配節拍器（建議 100–120 bpm）進行兩輪不中斷、節奏穩定。

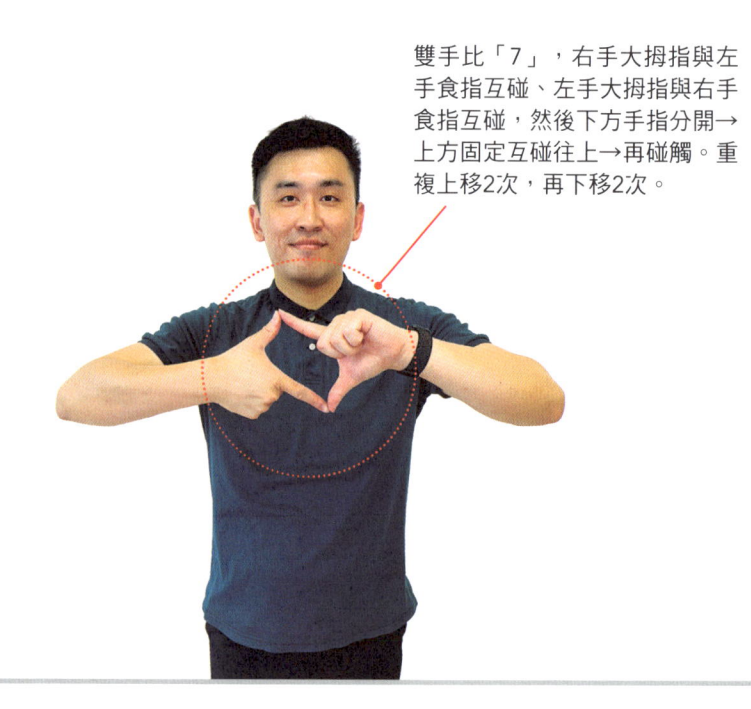

雙手比「7」，右手大拇指與左手食指互碰、左手大拇指與右手食指互碰，然後下方手指分開→上方固定互碰往上→再碰觸。重複上移2次，再下移2次。

手指操　節拍器

操作方式

- 雙手比「7」，右手大拇指與左手食指互碰→接著分開，雙手一起往上移動一格，再度互碰。重複上移 2 次，每一次皆為：分開→往上→再碰觸。
- 然後換左手大拇指與右手小指互碰，一樣分開後，雙手一起往下移動一格，再度互碰。
- 重複下移 2 次，完成一輪「上 2＋下 2」的動作循環。
- 可搭配口訣「七星高照，不慌不張。」

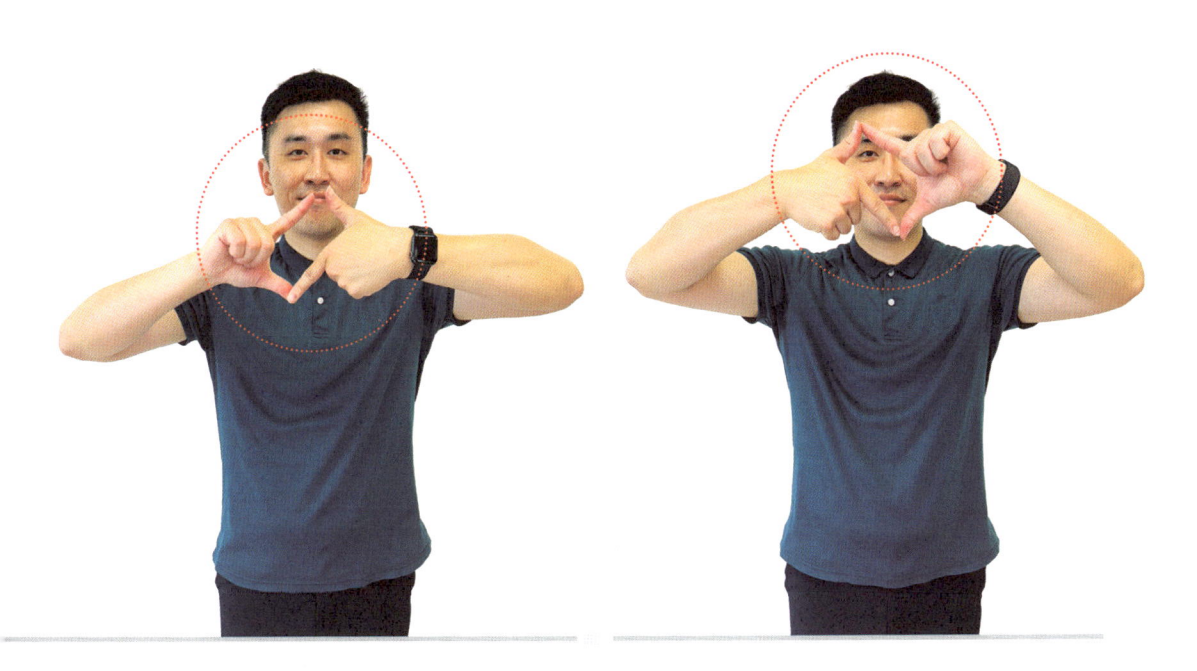

體智活動 手指操

八面玲瓏

挑戰目標

- 訓練手腕靈活度、上肢協調能力與空間感，提升動作記憶與左右切換能力。

操作方式

1. 雙手掌心朝上，置於胸前，手部自然張開。
2. 向外向後延伸小圓，之後向內向前，再彎入至腋下，往前轉動，掌心朝上，回到胸前原位。
3. （反向）從腋下方向開始往外、後方畫小圓，至耳朵旁，手掌心朝上再接續外側延伸畫圓，最後收回至胸前原位。
- 整體動作要流暢連貫、左右對稱。過程中保持手部張開與手腕靈活擺動。可搭配口訣：「八面玲瓏，圓轉如風」。

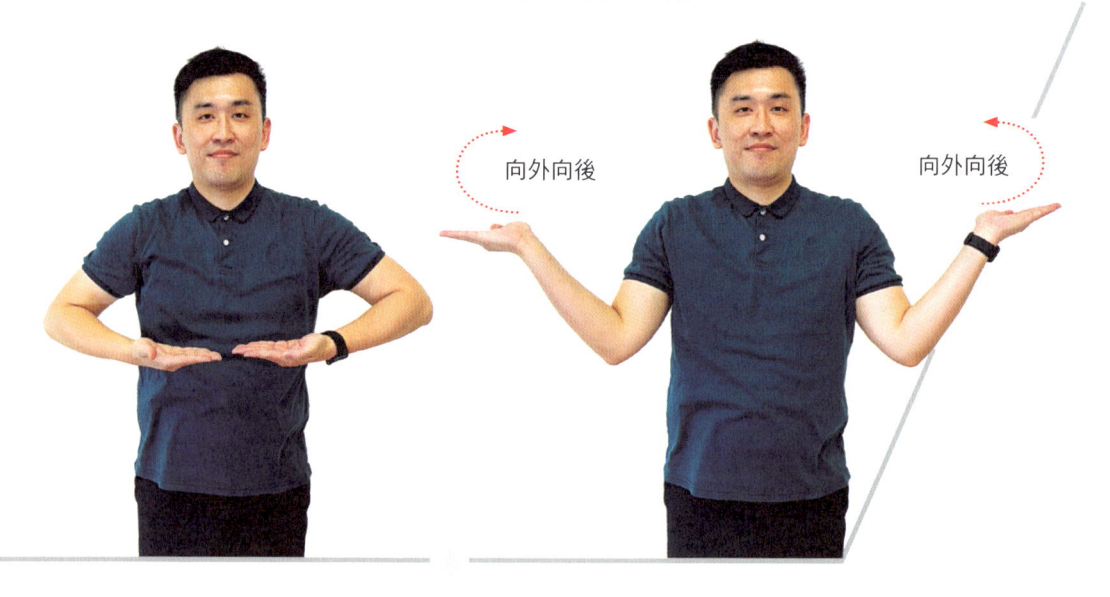

向外向後　　　　　　　　向外向後

手指操　節拍器

向內向前　向內向前

往腋下往前轉動
掌心朝上

往腋下往前轉動
掌心朝上

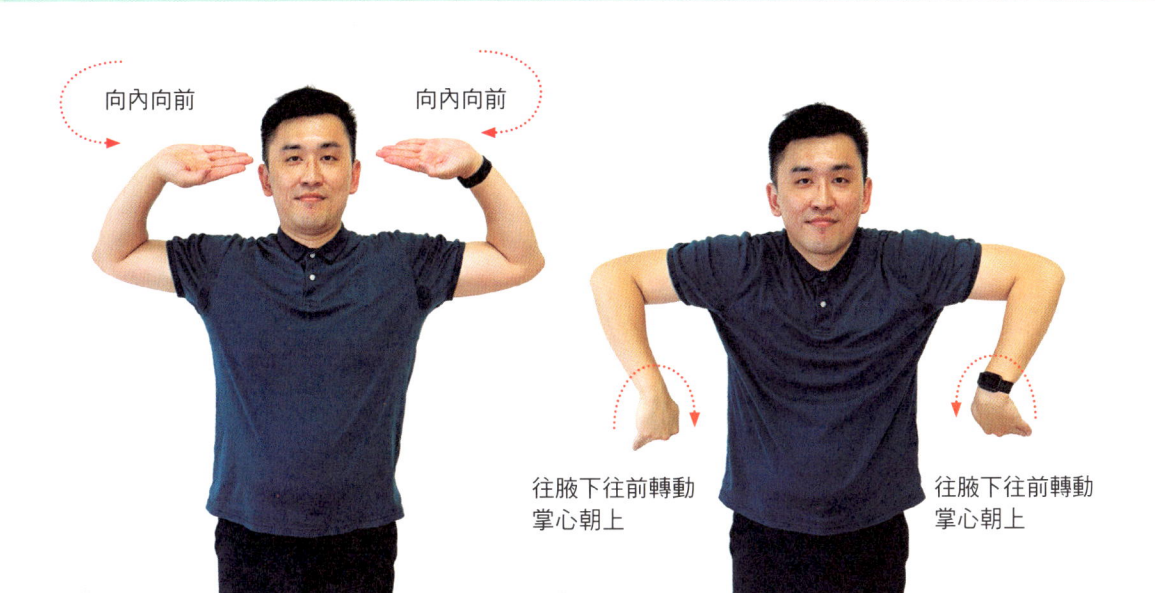

挑戰等級

- **初階**：每個方向各完成一次，共兩輪，動作穩定、路徑正確。
- **進階**：搭配節拍器（建議 100-120 bpm）或音樂節奏，持續 1 分鐘不中斷操作，並準確執行動作順序。

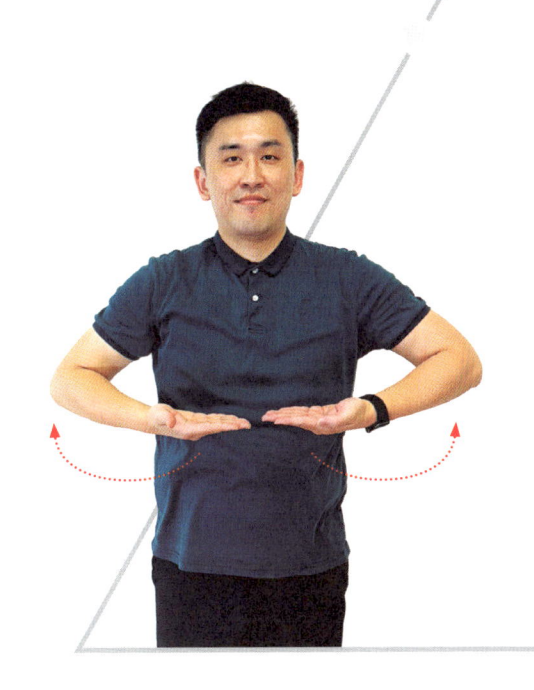

Chapter 2・運動就是一種體智活動　85

體智活動 手指操

九九同心

挑戰目標

- 促進手部靈活度、左右腦協調與動作切換能力，強化認知反應與專注力。

操作方式

- **起始動作**：左手伸直手臂，掌心向外比出「四」。右手比出「五」，靠近胸口，掌心朝內→左右手同時切換手勢與位置：左手比「五」，掌心向內，靠近胸口；右手比「四」向前伸直、掌心向外。
- 重複交替手勢與位置幾次，保持節奏與動作對稱。可搭配口訣：「九九同心，齊心協力。」

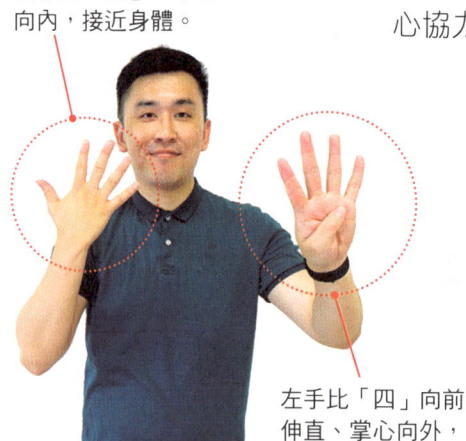

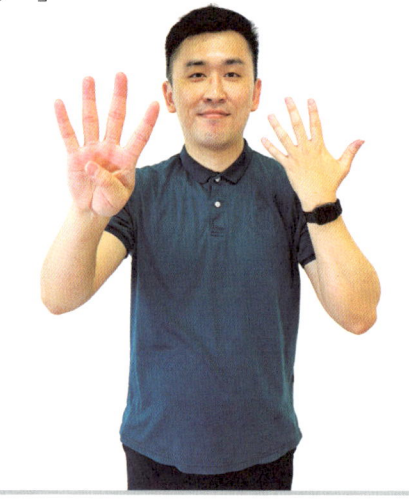

右手比「五」，掌心向內，接近身體。

左手比「四」向前伸直、掌心向外，遠離身體。

挑戰等級

- **初階**：慢速進行，10 次正確完成手勢切換。
- **進階**：搭配音樂或節拍器（建議 100-120 bpm）挑戰 30 秒不中斷，手勢正確。

體智活動 手指操

十全十美

手指操　節拍器

挑戰目標

- 訓練手部靈活性、視覺辨識與左右手動作抑制能力,提升專注力與大腦協調能力。

操作方式

1. 雙手張開、手指伸直。
2. 雙手握拳:右手大拇指在外,左手大拇指包在內。

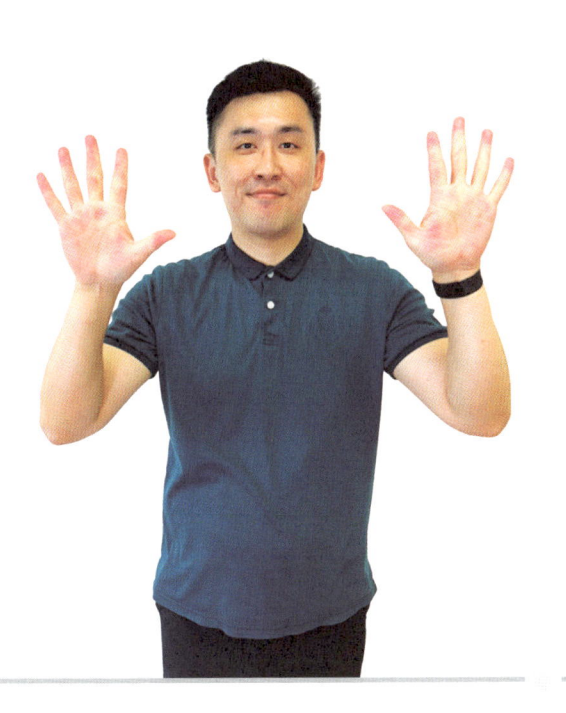

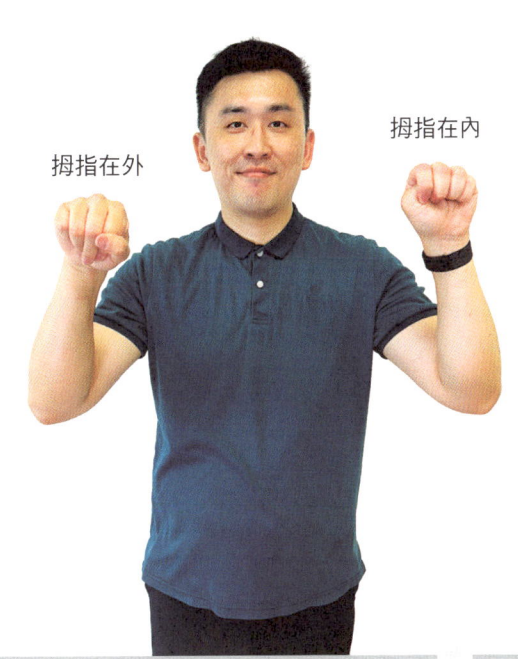

拇指在外　　拇指在內

Chapter 2 · 運動就是一種體智活動

體智活動 手指操

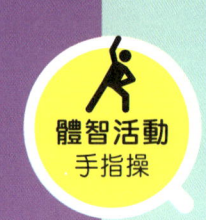

十全十美

手指操　節拍器

操作方式

3. 再打開雙手，進行手勢交替：變成右手大拇指包在內，左手大拇指在外。

- 持續交替進行數次，每一組合「張開→握拳（拇指在不同位置）」為一次循環。可搭配節奏口訣：「十全十美，左右不同」。

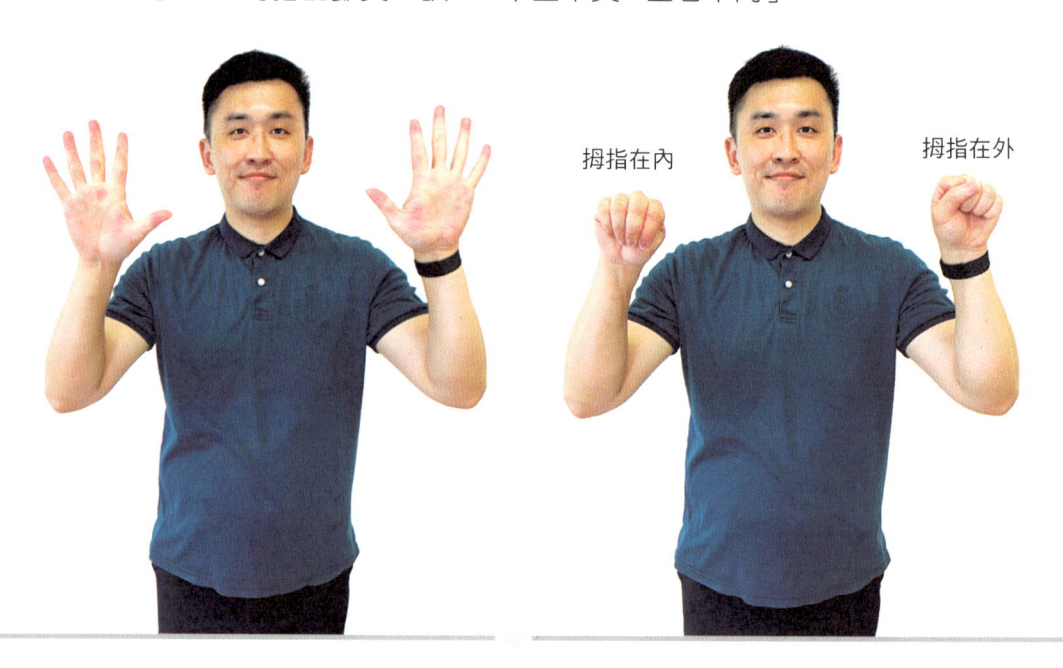

拇指在內　　拇指在外

挑戰等級

- **初階**：慢速進行，10 次正確完成手勢切換。
- **進階**：搭配音樂或節拍器（建議 100-120 bpm）挑戰 30 秒不中斷，手勢正確。

手指操設計原則：
創意動作 × 認知訓練 × 樂趣互動

你也可以自己設計獨一無二的「創意手指操」，透過簡單的變化，讓活動的同時訓練認知反應、動作協調、空間感知與專注力。

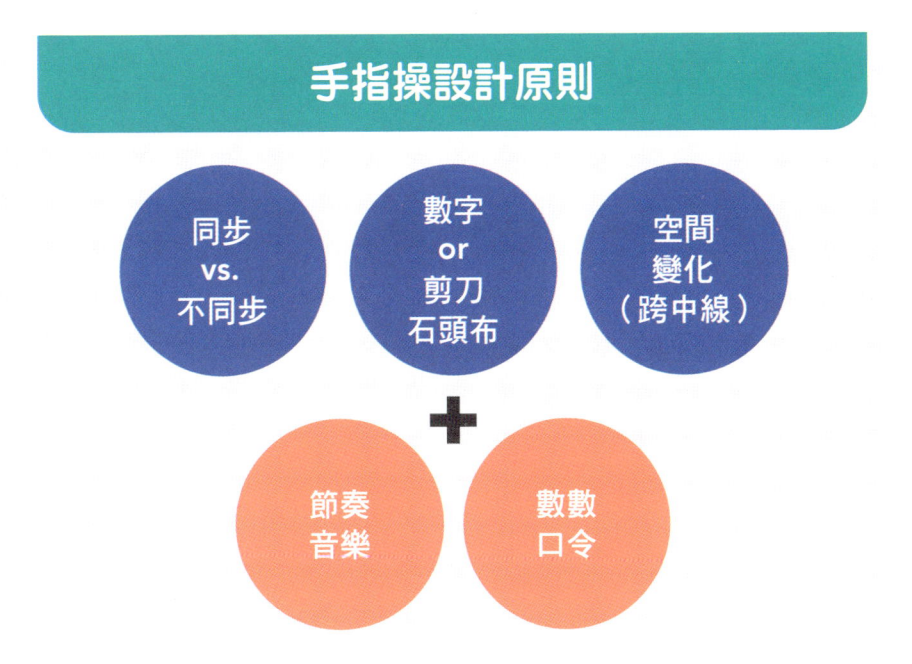

手指操設計原則

- 同步 vs. 不同步
- 數字 or 剪刀石頭布
- 空間變化（跨中線）

＋

- 節奏音樂
- 數數口令

基本設計元素：

1. **同步或不同步**：也就是雙手同時做動作，還是左右手做不一樣的動作？
2. **數字或剪刀石頭布**：搭配出手勢數字（如 3、5、7）或剪刀石頭布等遊戲手勢。
3. **空間變化（跨中線）**：讓手臂搭配向上、向下、向側邊的移動路徑，

不僅能提升空間認知,也能有效訓練關節活動度與身體協調性。

4. **節奏與音樂**:可搭配節奏器或音樂律動進行,提高趣味與挑戰性。

5. **數數口令引導**:先用口令數數節奏,熟練後再加音樂,循序漸進增加複雜度。

手指操創意挑戰範例｜同步→不同步→空間變化

步驟一:雙手同步動作挑戰

- **動作說明**:雙手「中指與無名指」同時分開,接著再同時併攏中指與無名指。
- **引導語建議**:同步比較簡單,但這個手勢在日常生活中很少使用,對大腦來說就是新的刺激與學習。先慢慢練習,等穩定後再進階。

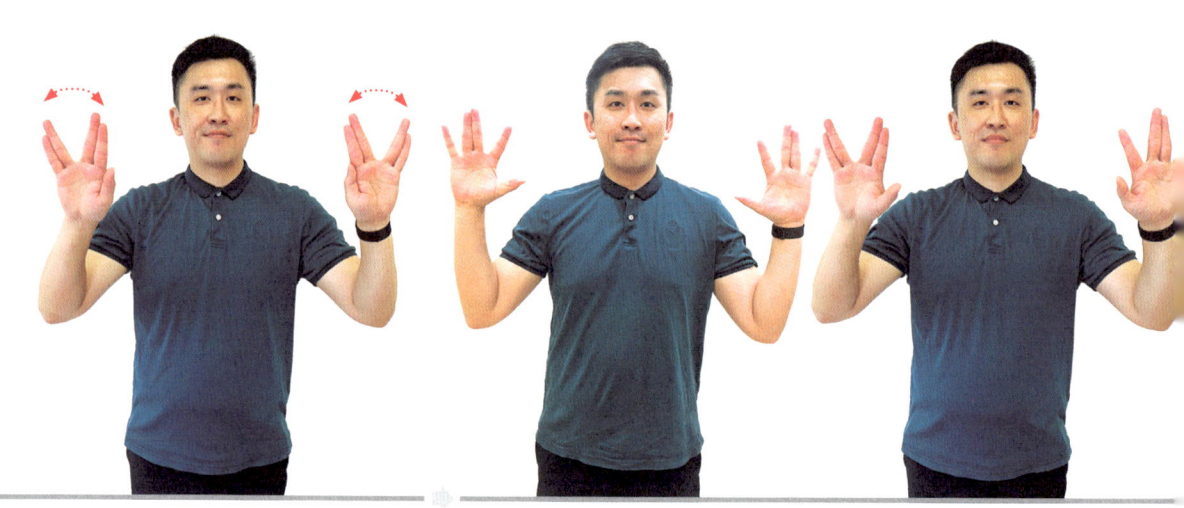

1 左右手同步動作　　　　　**2** 左右手不同動作

步驟二：左右手不同步挑戰

- **動作說明**：右手的中指與無名指分開，左手的中指與無名指併起來→然後交換動作，反覆進行幾次。
- **引導語建議**：這是對左右腦的分工挑戰，剛開始會打結，慢慢來，動作越熟練，大腦連結越強。

步驟三：加入空間變化（或跨中線動作）

- **動作說明**：維持右手中指與無名指併起來、左手分開的動作→然後右手穿過左手開口部位，創造空間交錯感。
- **引導語建議**：當雙手做出不一樣的動作，還要加上穿越動作，就是結合動作協調和空間感知的大挑戰。可加入口令：「分開、併起來、穿過去。」邊做邊念可以加深動作表現。搭配節奏器或音樂則能增加流暢度與趣味性。團體活動時，可以互相挑戰，增加互動與成就感！

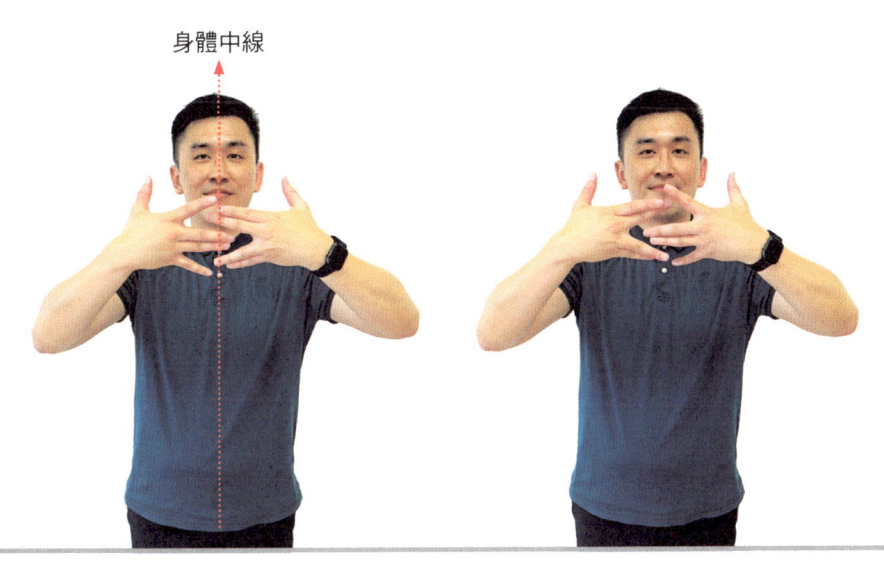

身體中線

3 跨中線動作

> **小提醒**
>
> 一開始可慢慢進行，搭配「自己數數」或「互相喊口令」的方式練習節奏，營造輕鬆氣氛。熟練後加入節奏節拍或音樂，提升動作流暢度與挑戰性。這類活動特別適合應用在律動課程、認知延緩訓練、親子或家人共玩時間，在互動中培養趣味性與成就感。

跨中線運動

日常生活中，我們經常會不自覺地出現讓手腳越過身體中間的動作，像是右手去拿放在左邊的杯子、用左手擦拭右側的桌面，或是走路時自然出現的對側手腳擺動，這些看似簡單的動作，其實就叫做「跨中線運動（Cross-midline Movements）」。

「中線」指的是將身體垂直劃分為左右兩邊的那條無形界線。當我們讓手或腳跨越這條線，進行從這側到另一側的動作時，會同時啟動大腦的左右半球，促進雙側腦區的合作與整合。這種協調的過程對於提升認知功能、動作控制、專注力，甚至情緒穩定都有正面的影響。因此，許多結合運動與腦部刺激的活動設計，例如腦力體操、身心運動、太極、舞蹈等，都將跨中線運動做為不可或缺的核心元素之一。

體智活動 手指操

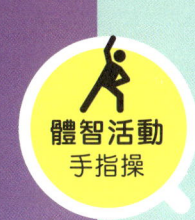

跨中線挑戰

跨中線手指操

挑戰目標

我們前面介紹過的手指操就藏著許多「跨中線」的巧思，接著再這分享一個非常經典又有趣的跨中線動作挑戰，試看看能否順利做出不卡關，讓你的身體與大腦熱機不當機。

操作方式

1. 右手摸耳朵、左手摸鼻子，左手在外側。
2. 再交換成左手摸耳朵、右手摸鼻子，右手在外側。

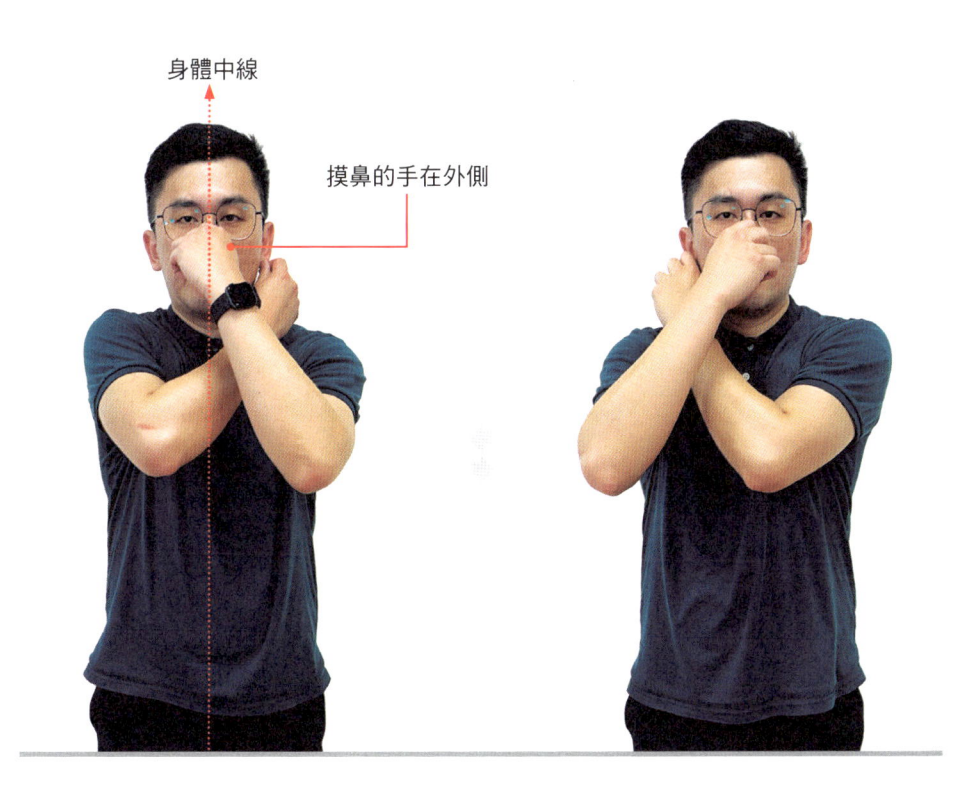

身體中線

摸鼻的手在外側

Chapter 2・運動就是一種體智活動

組合運動的生活訓練②：四肢協調操

　　四肢協調操是一種結合雙手與雙腳的身體活動，透過同步、交替、不同步與節奏變化等動作，訓練肢體的協調性，也同步喚醒大腦活力。看似簡單的動作，其實對大腦是一種挑戰與刺激。就像前面說過的，根據皮質小人的大腦模型發現，只要手部一動起來，大腦就會被大量啟動。而當我們進一步用手腳同時進行協調活動時，就需要更高程度的整合與平衡控制。這時，小腦便扮演著非常重要的角色。雖然小腦的體積僅占大腦的十分之一，但它卻擁有超過整個中樞神經系統一半以上的神經元，是大腦中負責動作協調、平衡調節與姿勢維持的關鍵中樞。

　　四肢協調操不需要器材，無論在家、社區、辦公室、甚至車上，只要有一點空間，就能動起來。活動搭配數數、唱歌或說話，可同時刺激語言區與認知區，達成「動手、動腳、動口、動腦」的完整訓練。對於長者或上班族而言，更是延緩認知退化、提升注意力與動作控制力的好方法。

　　接下來我會提供一組「四肢協調操動作選單」，上肢動作選一個，如畫圈、舉手、左右拍肩；下肢動作選一個，如踏步、抬膝、左右腳跟點地；組合起來就是一組四肢協調操了。

　　不過別急著一下子全部做到，你可以先練一組手部動作、或一組腳部動作，熟練後再慢慢加入更多元素，當你的動作越來越流暢，協調能力也會進步得越來越快。

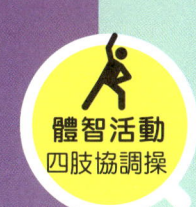

上肢動作：欲擒故縱操

體智活動 四肢協調操

四肢協調操
上肢動作

挑戰目標

- 促進雙手動作分化協調、提升左右腦同步處理與認知彈性。

操作方式

1. 站姿或坐姿皆可，雙手置於胸前位置，手肘微彎、手掌自然放鬆。
2. 左手左右揮動（模仿揮手掰掰），右手上下擺動（模仿招呼來的手勢），維持動作自然流暢，穩定節奏。
3. 左手改成上下擺動，右手改為左右揮動。重複兩種組合，每組各執行約 10 秒，再進行切換。

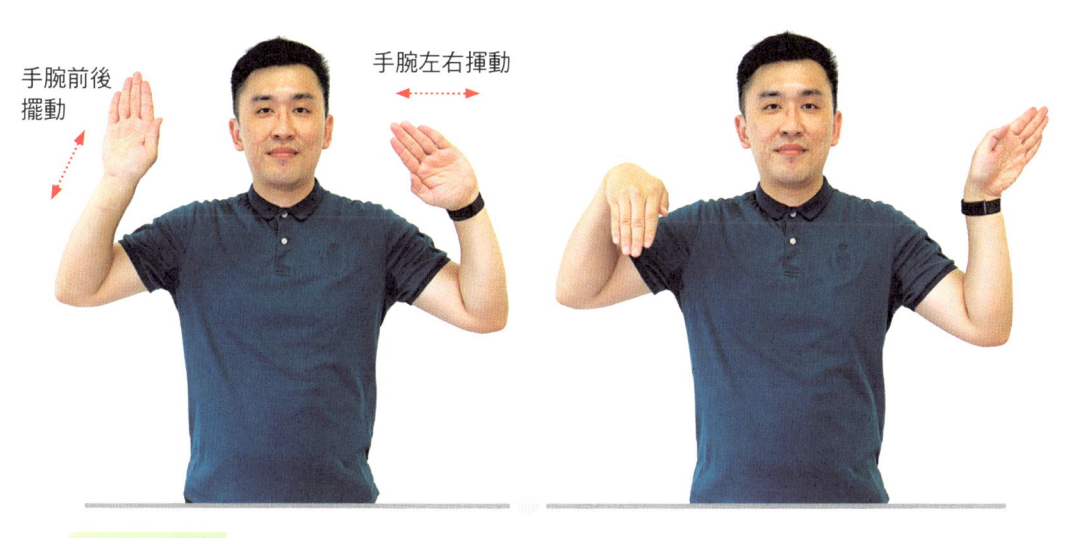

手腕前後擺動　　手腕左右揮動

挑戰等級

- **初階**：各組持續 10 秒，兩種動作順利交替 1 次即可。
- **進階**：搭配節奏口訣或音樂（建議 100-120 bpm）進行 30 秒不中斷，並順利交換動作至少 3 次。

體智活動 四肢協調操

上肢動作：
前後畫圓

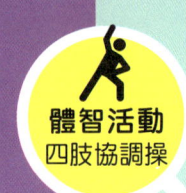

挑戰目標

- 訓練左右上肢協調能力，活化大腦運動皮質區域，提升多工處理與動作控制力。

挑戰等級

- 初階：慢速完成各方向 8 次，保持動作順暢不混亂。
- 進階：搭配節拍器（建議 100-120 bpm）持續 30 秒不中斷，並準確完成方向交換。

雙手握拳，右手往前畫圓，左手往後畫圓。持續8次後，左右手互換方向。

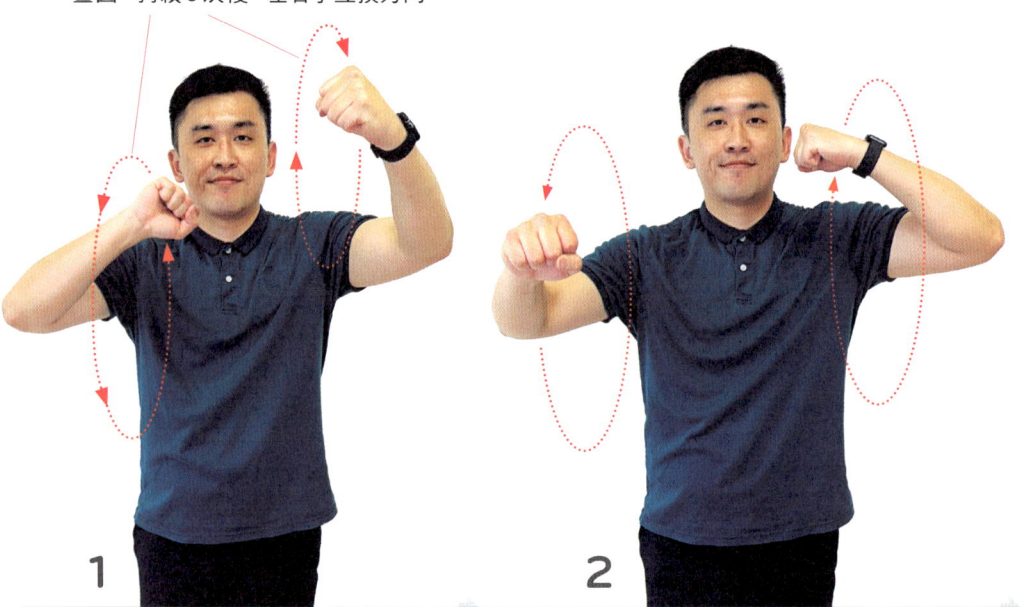

1　　　　　　　　2

四肢協調操
上肢動作

操作方式

1. 坐姿或站姿皆可，保持身體穩定，雙手手肘自然彎曲，手腕放在胸前。
2. 右手握拳「往前」畫圓，左手握拳「往後」畫圓。
3. 維持穩定節奏畫圓 8 次後，互換方向：左手往前畫圓，右手往後畫圓。
- 可搭配口訣「前後畫圓，一前一後」，幫助節奏一致。

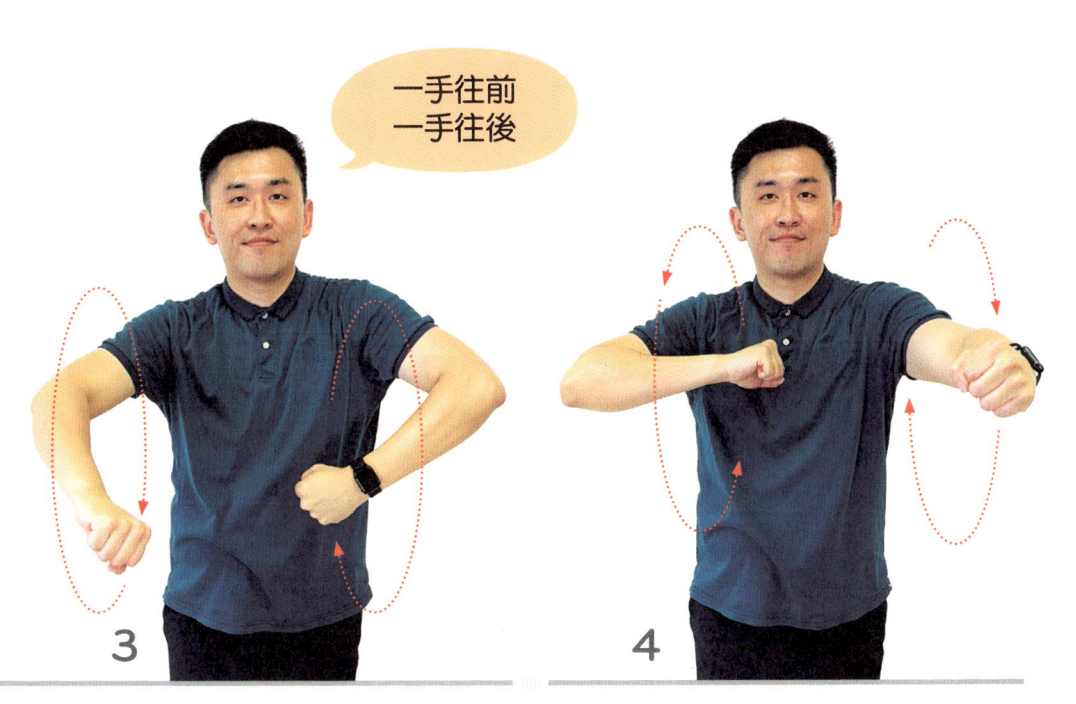

一手往前
一手往後

3　　　4

重複①②③④

Chapter 2・運動就是一種體智活動　97

體智活動 四肢協調操

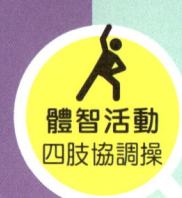

上肢動作：
易開罐上下拍

挑戰目標

- 訓練手部協調、節奏感與雙側動作切換能力。

挑戰等級

- 初階：慢速進行，完成左右各 5 次交替。
- 進階：搭配音樂節奏連續進行 30 秒不中斷，維持正確拍擊順序。

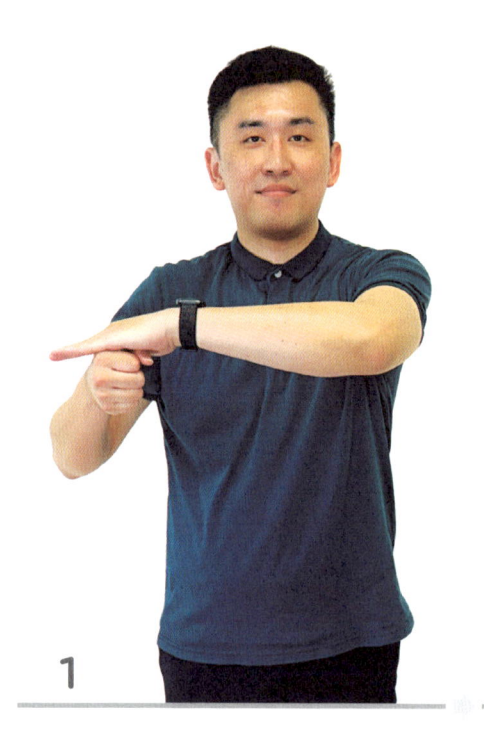

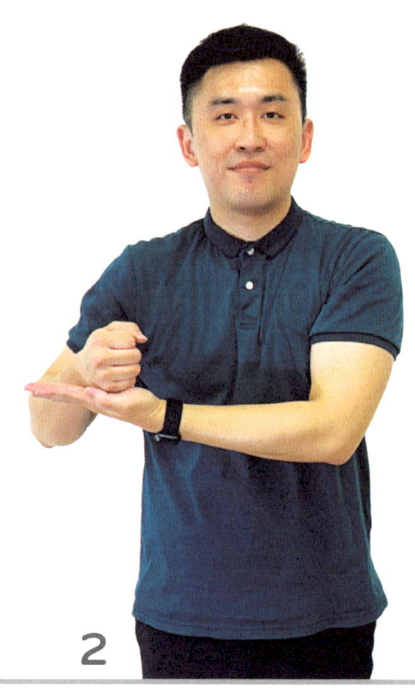

1

2

操作方式

- 第一拍：右手握拳，左手拍在右拳上方。
- 第二拍：左手再拍在右拳下方。
- 第三拍：換左手握拳，右手拍在左拳上方。
- 第四拍：右手拍在左拳下方。
- 持續交替進行，可搭配節拍器或節奏音樂（建議 100-120 bpm），強化節奏感與專注力。

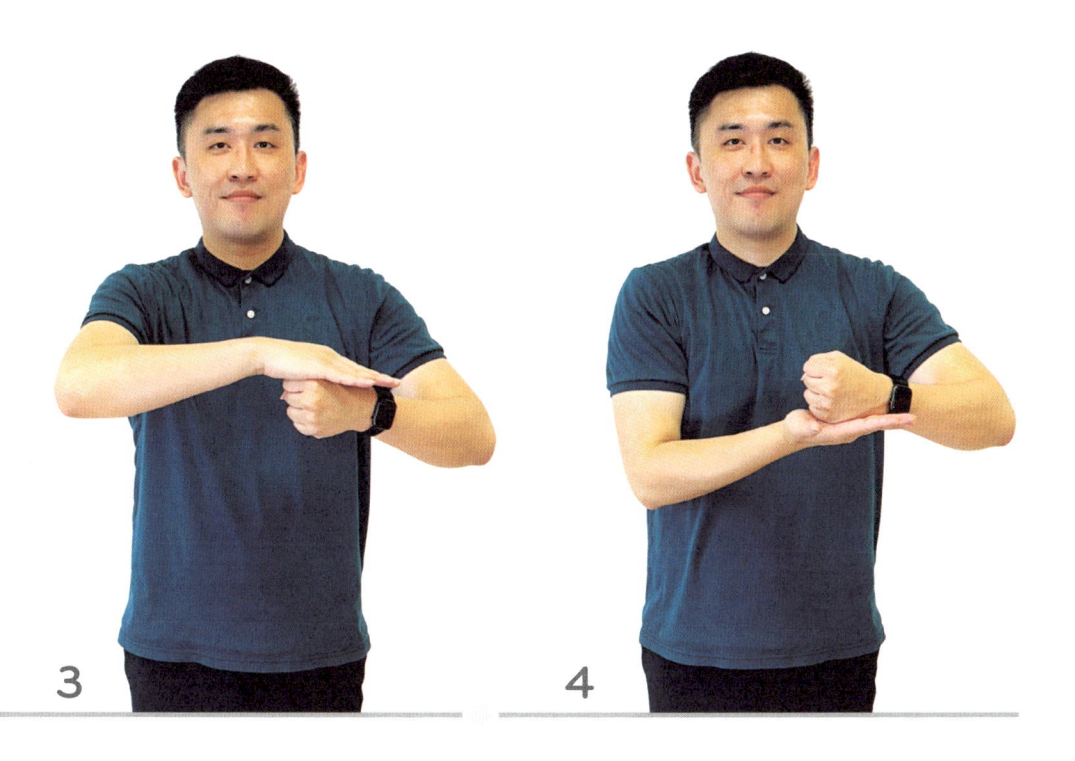

Chapter 2・運動就是一種體智活動　99

上肢動作：交叉肩上下

體智活動 四肢協調操

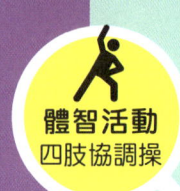

挑戰目標

- 訓練左右手協調、身體定位感與動作記憶力。

操作方式

- 依照順序完成動作：
  1. 雙手交叉拍對側肩膀。
  2. 雙手拍同側肩膀。
  3. 雙手往上舉高。
  4. 雙手拍同側肩膀。
  5. 雙手交叉拍對側肩膀。
  6. 雙手拍同側肩膀。
  7. 雙手往下自然伸直。
  8. 雙手拍同側肩膀。

- 節奏口訣：

  交叉肩→同側肩→舉高高→同側肩→交叉肩→同側肩→放下來→同側肩。

  動作需對應節奏穩定、準確。

- 可搭配節拍器（建議 80-120 bpm）。

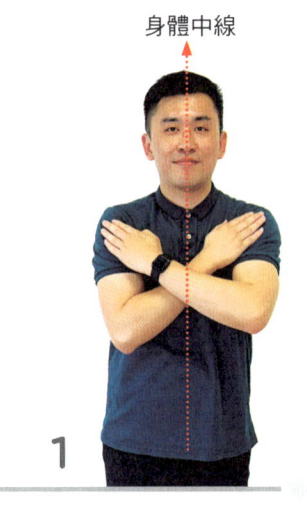

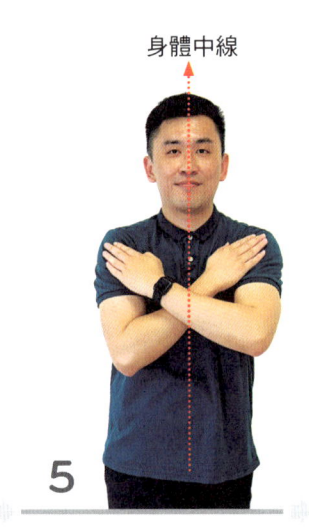

身體中線

1

身體中線

5

挑戰等級

- **初階**：照順序完成 4 輪動作。
- **進階**：搭配節拍器或音樂進行至少 30 秒不中斷。

四肢協調操
上肢動作

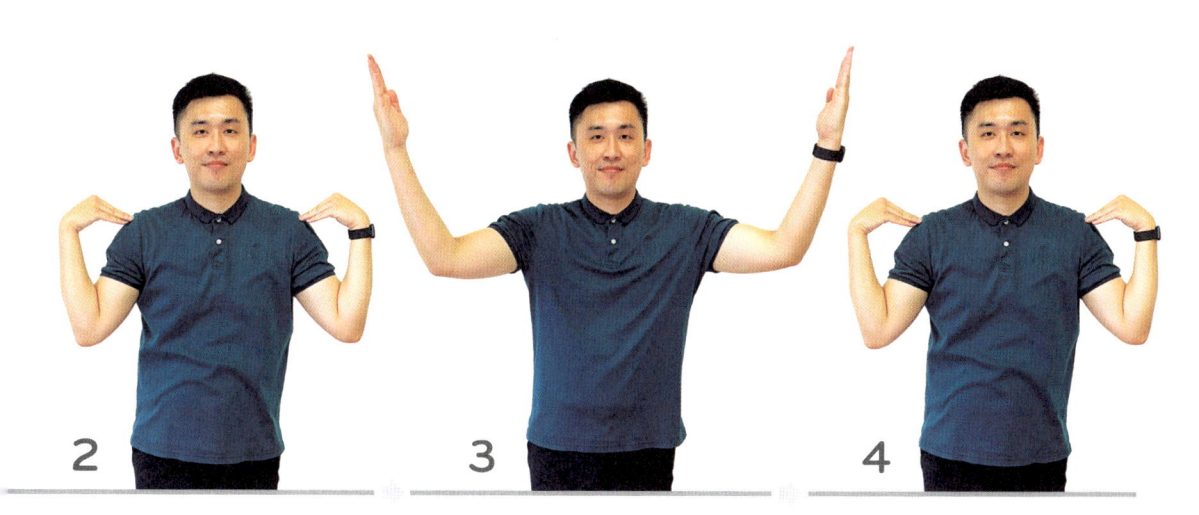

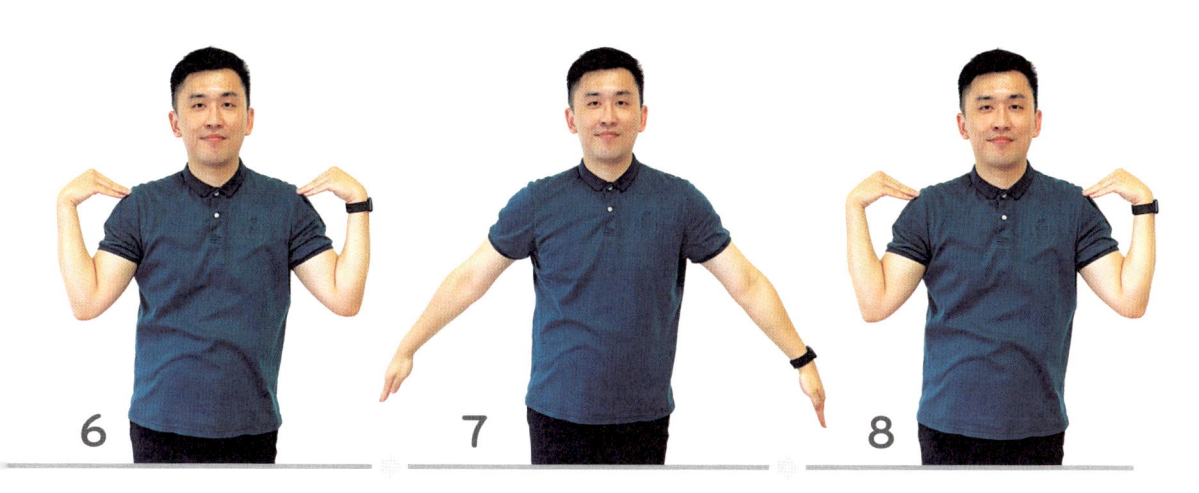

Chapter 2 · 運動就是一種體智活動　101

體智活動 四肢協調操

上肢動作：
雙手頭、腰、交叉、腰

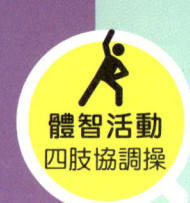

挑戰目標
- 訓練動作記憶、雙手協調與核心感知力。

挑戰等級
- **初階**：慢速練習 5 次循環，動作與順序正確即可。
- **進階**：搭配節拍器或節奏感強的音樂（建議 100-120 bpm），連續進行 30 秒不中斷。

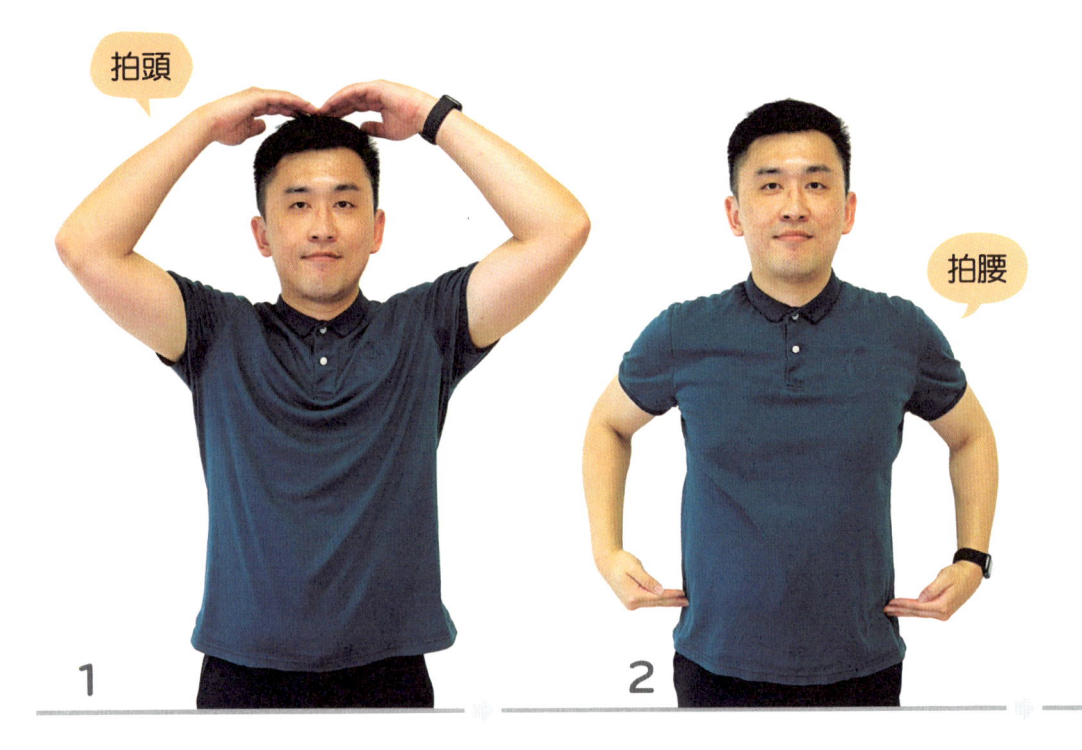

拍頭

拍腰

1

2

操作方式

- 雙手同時依下列順序拍打身體部位：
  1. 拍頭。
  2. 拍腰。
  3. 雙手交叉拍對側腰部。
  4. 回到原位拍同側腰部。

- **可配合口訣引導**：頭、腰、交叉、腰，重複帶動。注意雙手對稱與節奏一致，動作需確實觸碰對應位置。

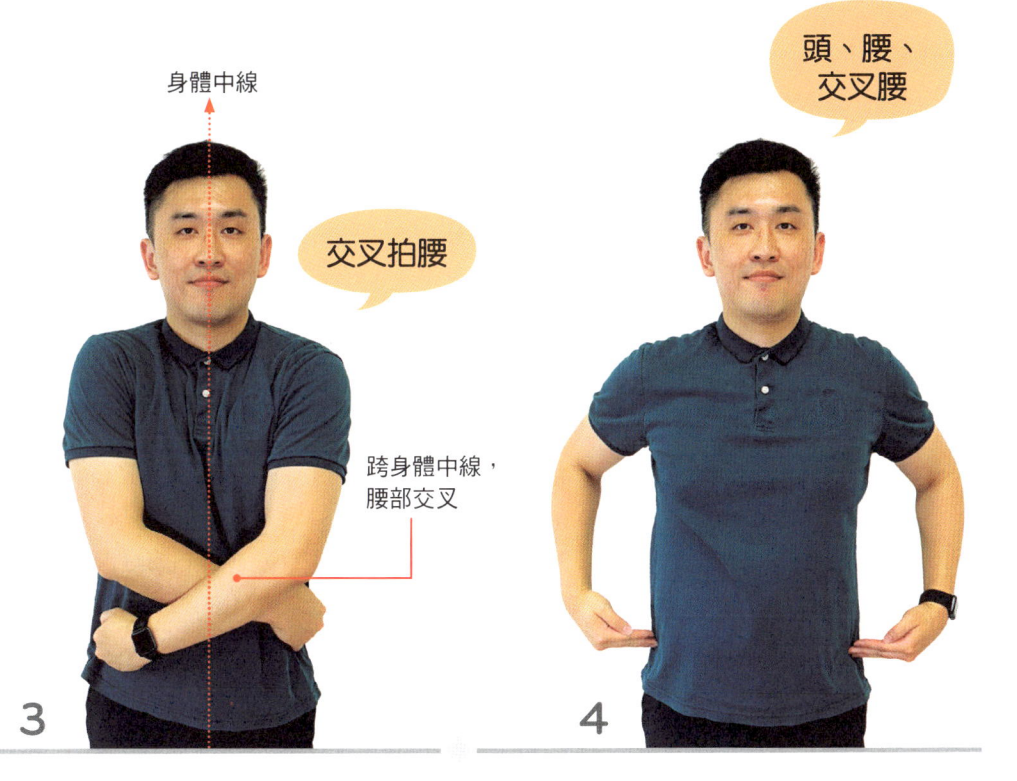

四肢協調操
上肢動作

身體中線

交叉拍腰

跨身體中線，腰部交叉

頭、腰、交叉腰

3

4

Chapter 2・運動就是一種體智活動　103

體智活動 四肢協調操

上肢動作：
擴胸上舉、擴胸下壓

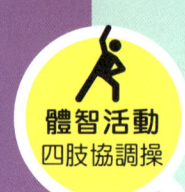

挑戰目標

- 訓練上肢動作控制、胸肩活動度與雙手協調能力。

操作方式

- **起始動作**：雙手肘彎曲、手掌併攏於胸前。
1. **擴胸上舉**：雙手向外打開（擴胸）→回到胸前併攏→雙手往上伸直舉高。
2. **擴胸下壓**：雙手再向外打開（擴胸）→回到胸前併攏→雙手往下伸直貼近大腿。
- 反覆操作擴胸上舉→擴胸下壓，進行初階或進階的挑戰。

挑戰等級

- **初階**：緩慢進行 5 次完整循環，注意動作協調與控制。
- **進階**：搭配節拍器或背景音樂節奏（建議 100-120 bpm）連續挑戰 1 分鐘不中斷。

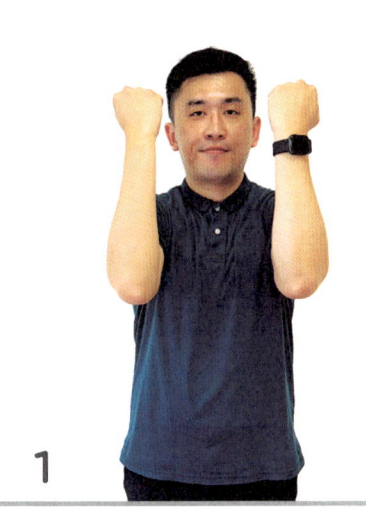

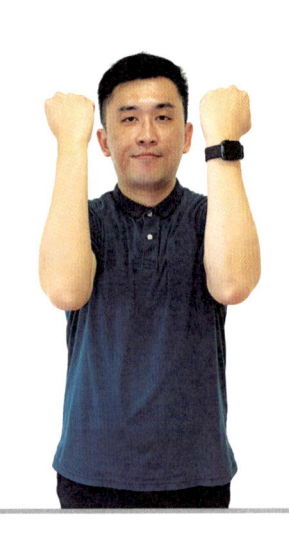

四肢協調操
上肢動作

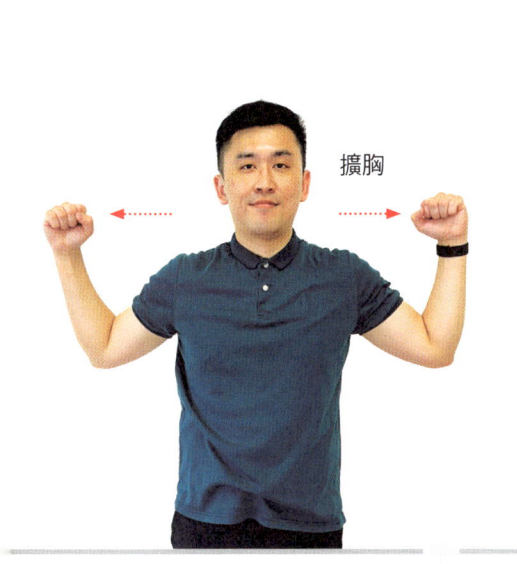

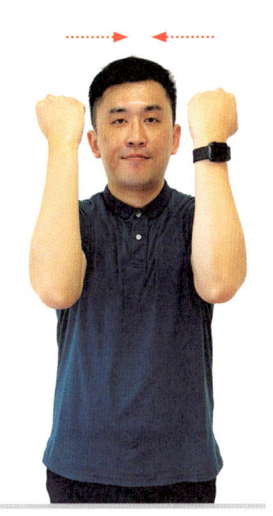

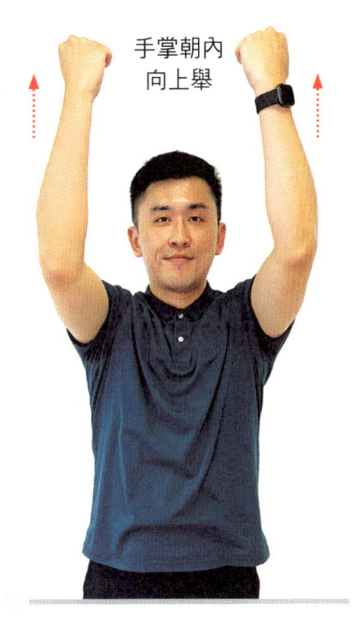

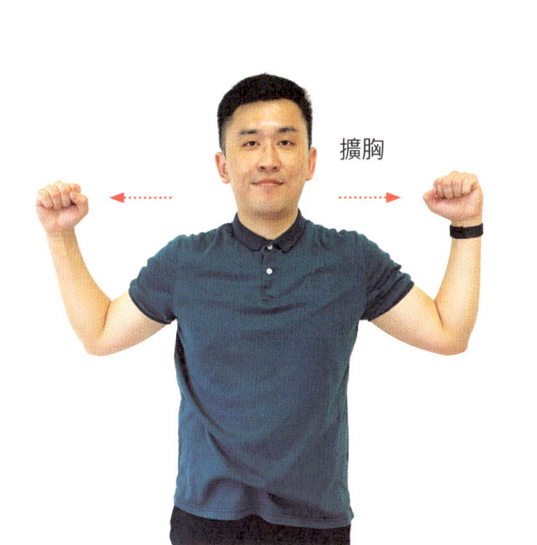

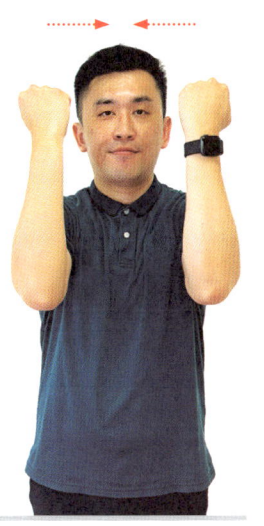

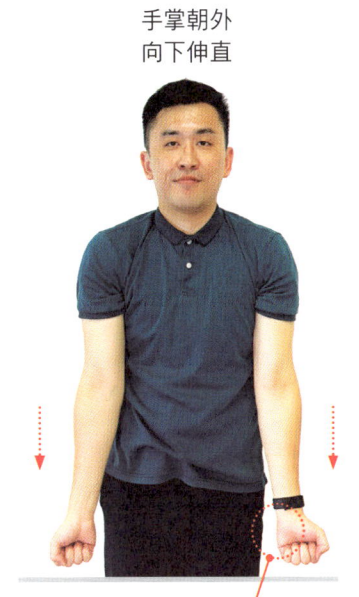

手掌朝內
向上舉

擴胸

擴胸

手掌朝外
向下伸直

貼近大腿

Chapter 2・運動就是一種體智活動　105

上肢動作：順逆時鐘，貓追老鼠

體智活動　四肢協調操

挑戰目標

- 訓練上下左右交錯的動作切換，提升大腦空間轉換與手部協調能力。

挑戰等級

- 初階：慢速完成 4 次循環，過程確保動作正確不混亂。
- 進階：持續進行 30-60 秒不中斷，搭配節奏口令或節拍器進行。

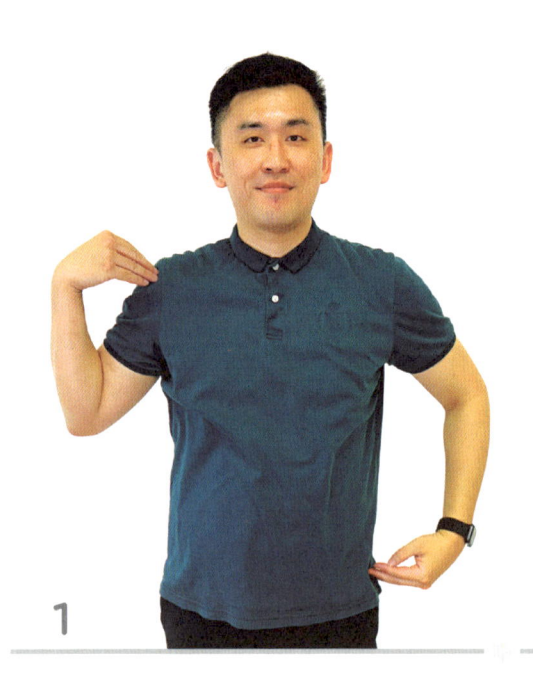

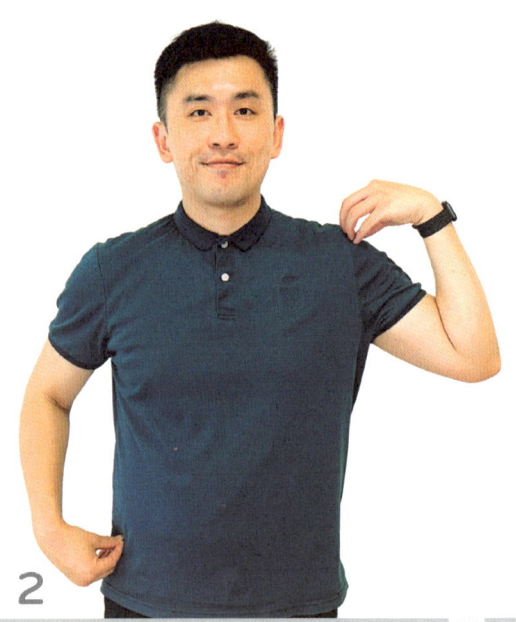

1

2

四肢協調操
上肢動作

操作方式

- 以下四個動作連續進行，完成後回到①，持續循環操作。可用口訣輔助：肩腰、腰肩、斜斜換、再交錯。
1. 右手放在右肩，左手放在左腰。
2. 右手移至右腰，左手移至左肩。
3. 右手移至左腰，左手移至右肩。
4. 右手移至左肩，左手移至右腰。

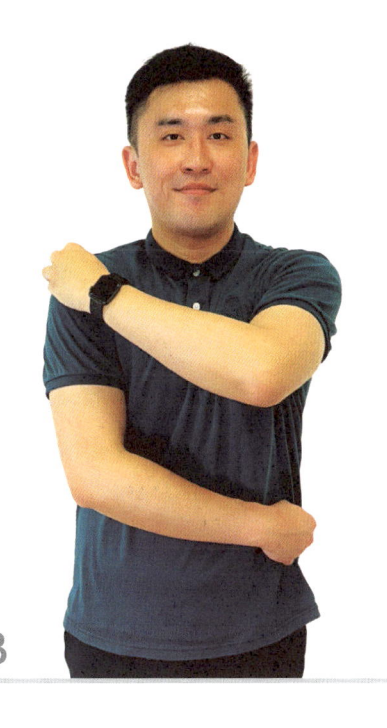

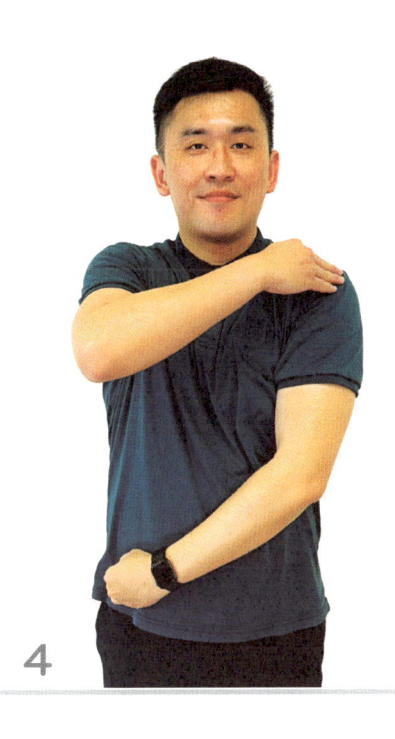

3

4

Chapter 2・運動就是一種體智活動

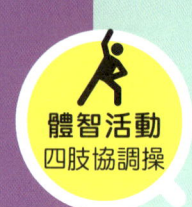

上肢動作：Macarena 手舞足蹈

體智活動 四肢協調操

挑戰目標

- 訓練左右手動作記憶與空間轉換能力，提升手部靈活度與大腦協調性。

操作方式

- 依序做下列的手部動作，可加入節奏口令或音樂，完成一輪後接續原地踏步，或加入下肢拍點節奏動作。
  1. 左手放左腰。
  2. 右手放左肩。
  3. 左手放右肩。
  4. 右手放左肩。
  5. 左手放左後腦。
  6. 右手放右後腦。
  7. 左手放右肩。
  8. 右手放右腰。

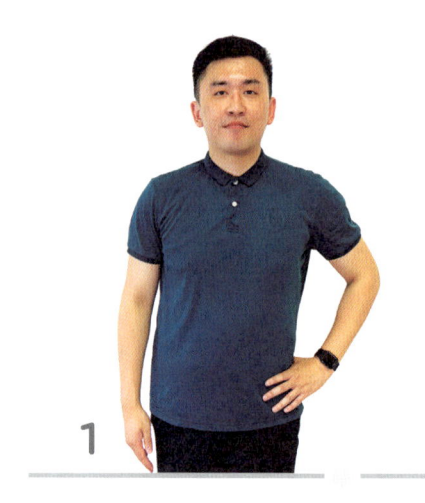

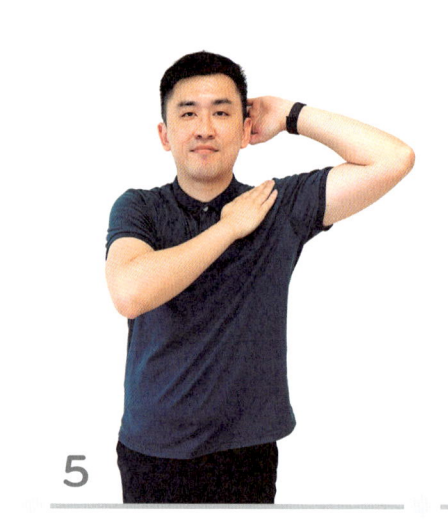

挑戰等級

- **初階**：慢速進行 1-2 輪動作，動作正確即可。
- **進階**：搭配節拍器（100-120 bpm）或背景音樂，連續進行 3 輪不中斷。

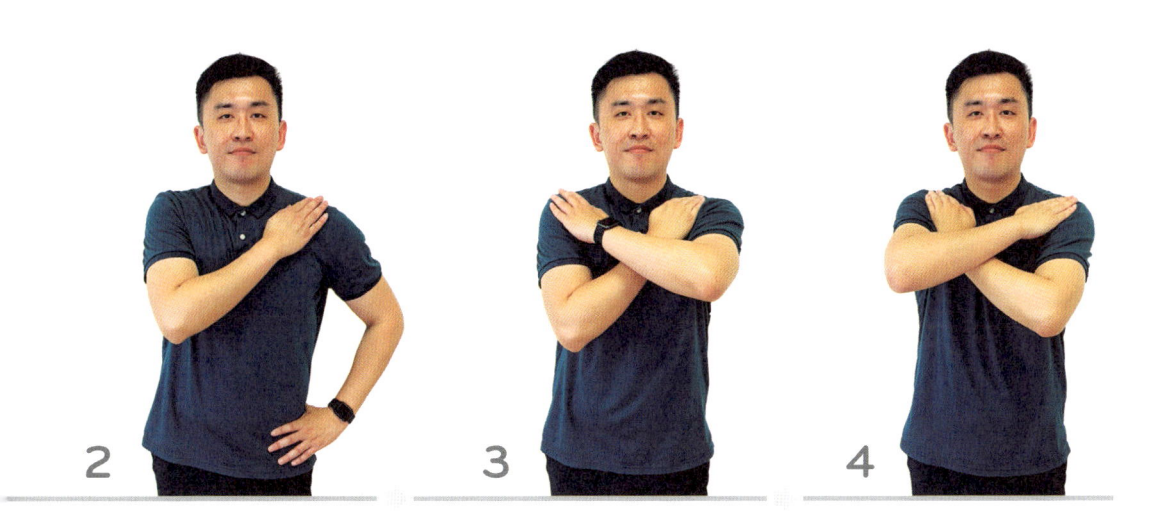

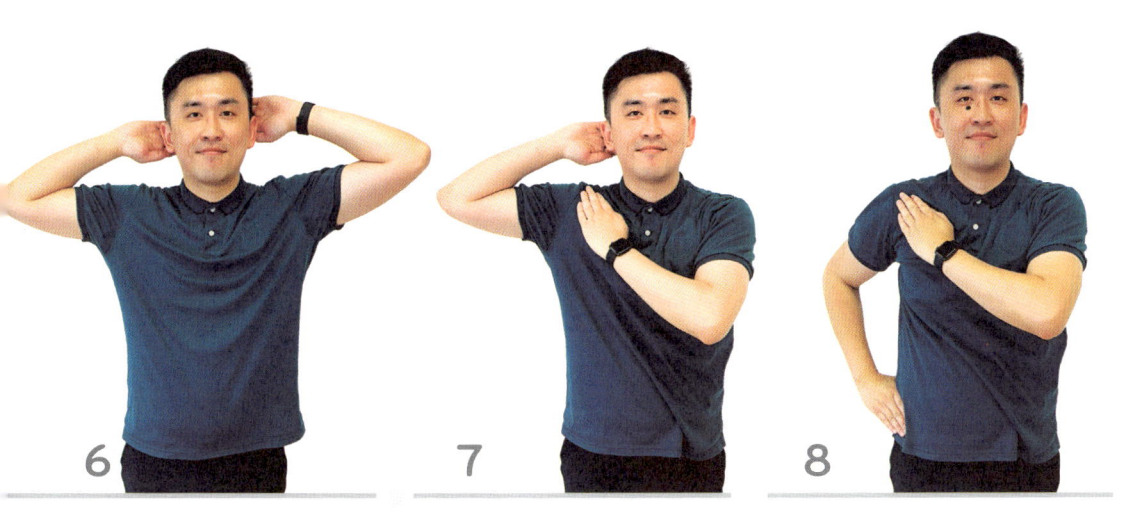

- **特殊挑戰**：搭配音樂 Los Del Río – Macarena。
- **團體版**：以挑戰賽模式進行，比賽誰能正確記得完整順序，並維持動作準確。或以接力賽方式，輪流做動作，看哪組能最快且正確地完成一輪。

體智活動 四肢協調操

上肢動作：
動作慢半拍

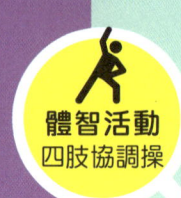

挑戰目標

- 訓練手部動作協調、記憶力與左右腦的反應整合能力。

操作方式

- 模擬右手動作先、左手動作後的動作鏈，形成節奏遞延的交錯協調挑戰。整體可搭配節拍器或節奏音樂（建議 100-120 bpm），每個動作停留一拍。

1. 左手往前伸直。
2. 左手向後彎曲＋右手往前伸直。
3. 左手向外伸直＋右手向後彎曲。
4. 左手往頭部抬舉＋右手向外伸直。
5. 左手往前伸直＋右手往頭部抬舉。
6. 左手向後彎曲＋右手往前伸直。
7. 左手向外伸直＋右手向後彎曲。
8. 左手往頭部抬舉＋右手向外伸直。

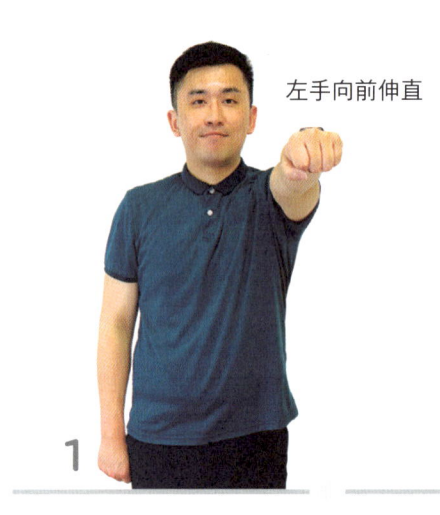

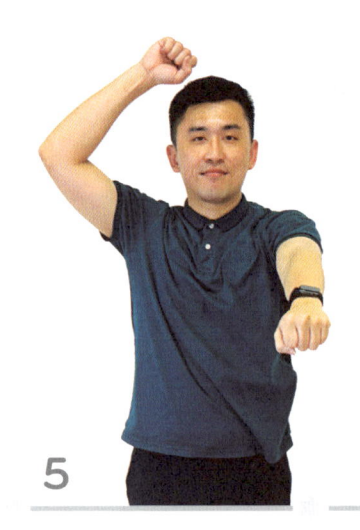

左手向前伸直

1

5

挑戰等級

- **初階**：依動作順序完成 2 輪，慢速操作不出錯。

110

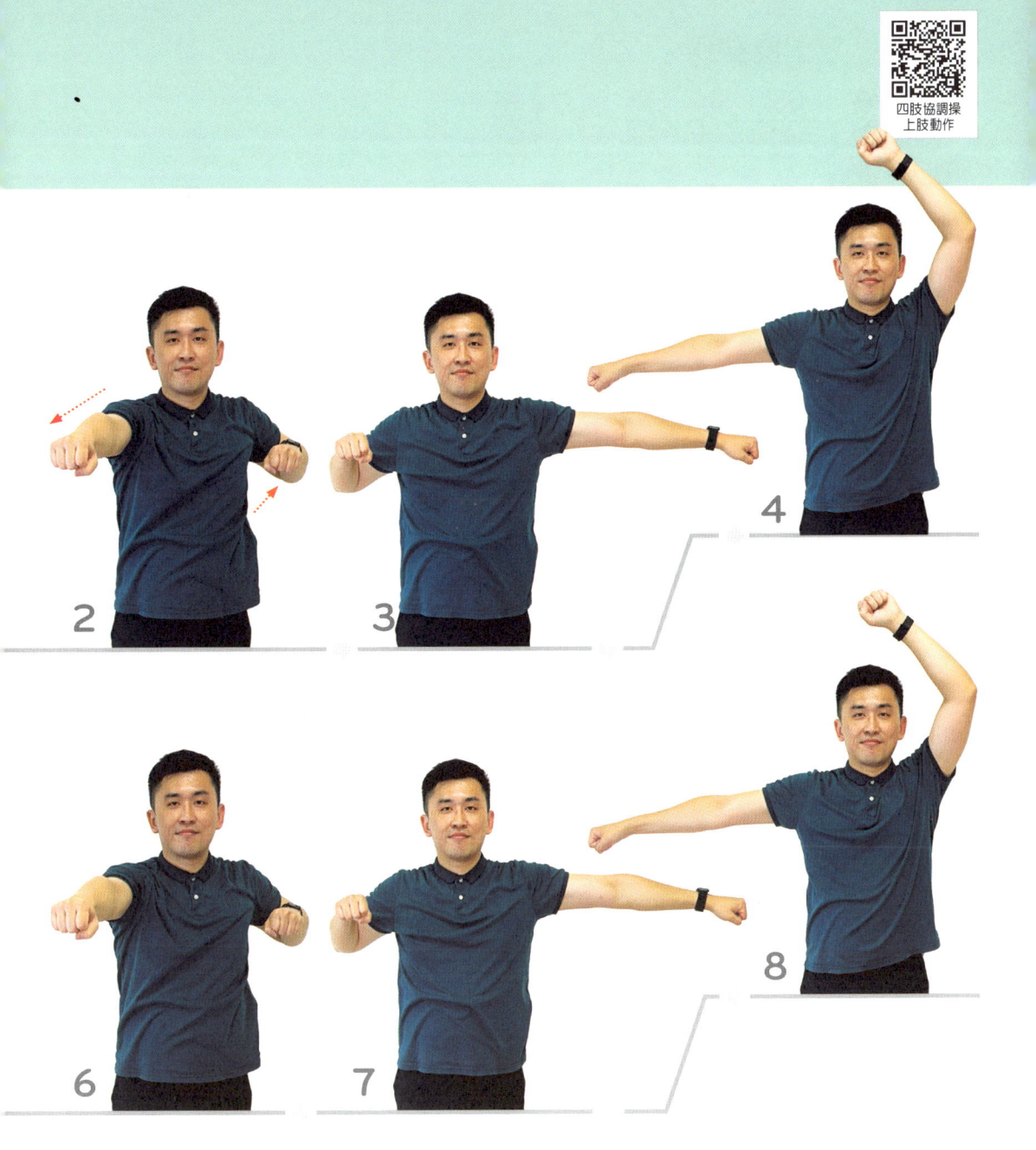

・**進階**：搭配音樂或節拍器（100-120 bpm）完整操作兩輪，保持節奏不中斷。

Chapter 2・運動就是一種體智活動

上肢動作：節奏不一樣

體智活動 四肢協調操

挑戰目標

- 提升左右手不對稱動作的協調力，訓練注意力與動作記憶。

挑戰等級

- **初階**：慢速依序完成一輪動作。
- **進階**：搭配音樂或節拍器（100-120 bpm）持續操作 30 秒以上不中斷。

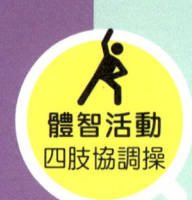

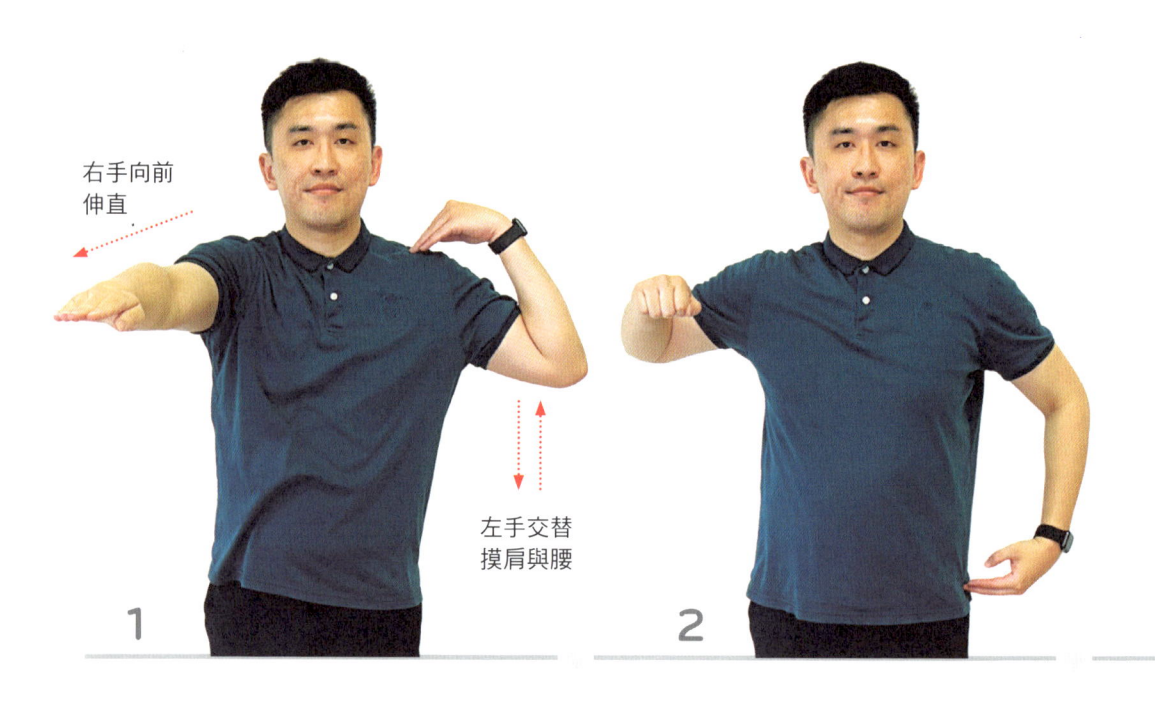

右手向前伸直

左手交替摸肩與腰

1

2

112

四肢協調操
上肢動作

操作方式

- 左右手執行不同動作，且動作方向與節奏需正確配合，建議搭配節拍器（約 100-120 bpm）進行練習。
1. 左手摸左肩膀＋右手向前伸直。
2. 左手摸左腰部＋右手向後彎曲。
3. 左手摸左肩膀＋右手向外伸直。
4. 左手摸左腰部＋右手往頭部抬舉。

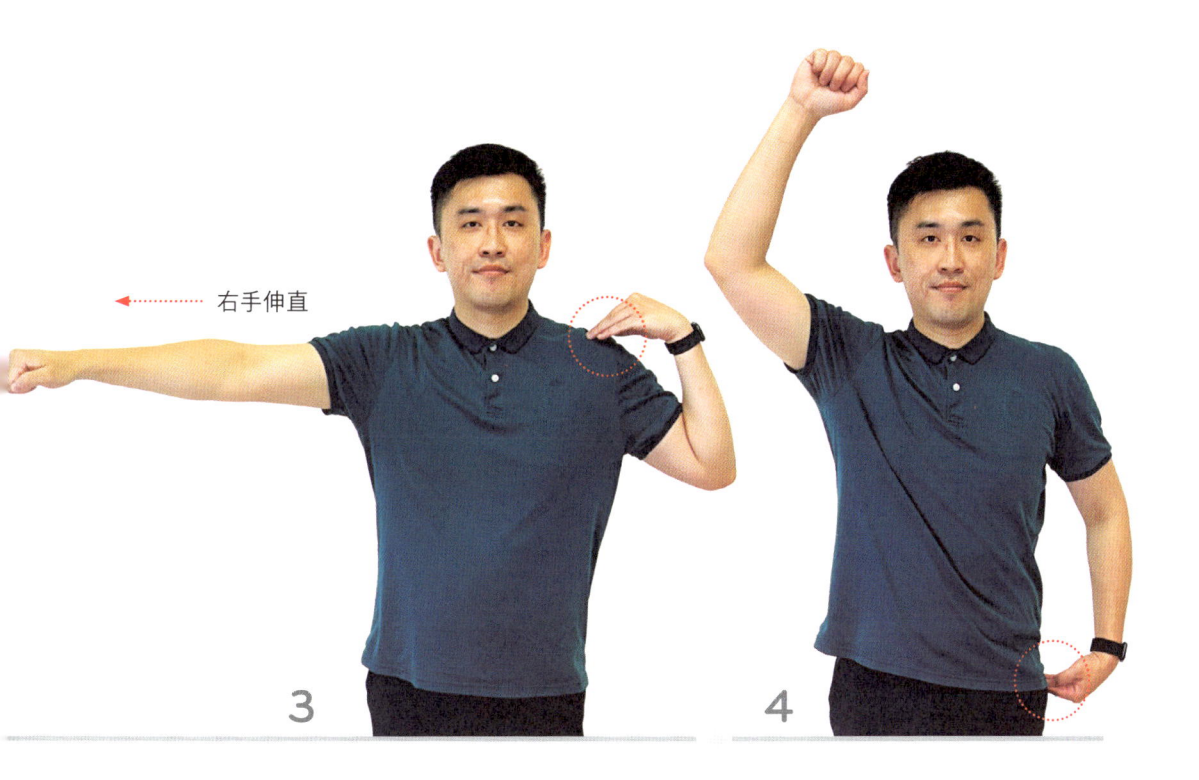

右手伸直

3

4

Chapter 2・運動就是一種體智活動　113

上肢動作：拍胸答數

體智活動 四肢協調操

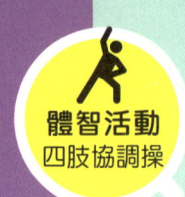

挑戰目標

- 提升左右手交替控制力、數字記憶與動作協調能力。

操作方式

- 依序數數與手拍胸口，或反向倒數（5、4、3……）增加難度。
1. 左手比 1 ＋右手拍胸口。
2. 右手比 2 ＋左手拍胸口。
3. 左手比 3 ＋右手拍胸口。
4. 右手比 4 ＋左手拍胸口。
5. 左手比 5 ＋右手拍胸口。
- （6、7、8……）

1

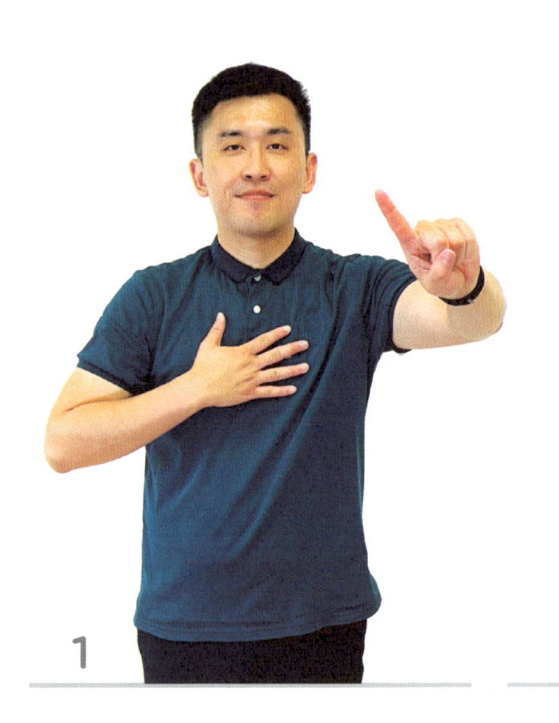

挑戰等級

- **初階**：依指定順序完成 1-5 的基本組合。
- **進階**：連續數數至 9 之後從 9 倒數至 1 不中斷。搭配節拍器（100-120 bpm）或配樂挑戰節奏穩定性。

四肢協調操
上肢動作

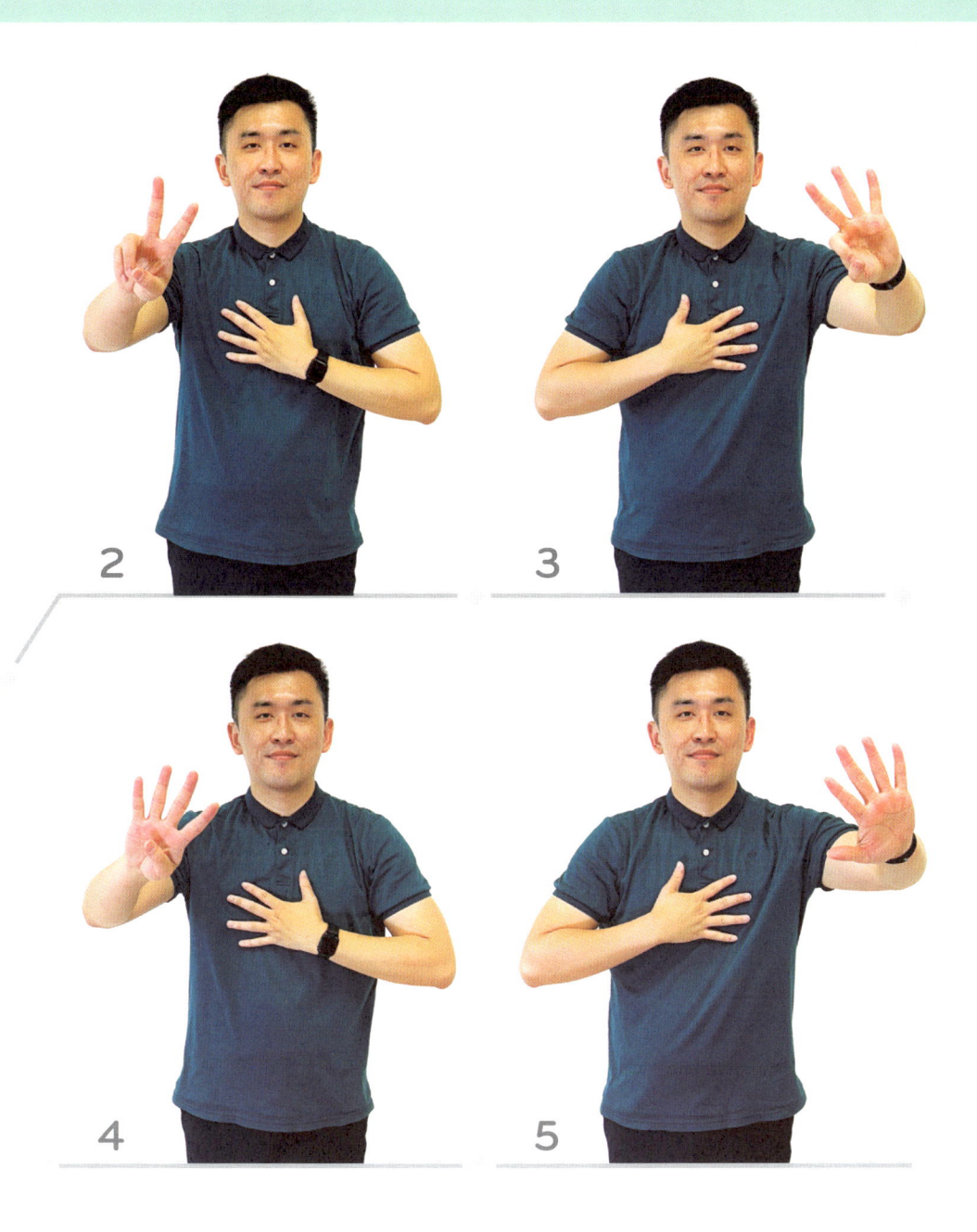

2

3

4

5

Chapter 2・運動就是一種體智活動　115

體智活動　四肢協調操

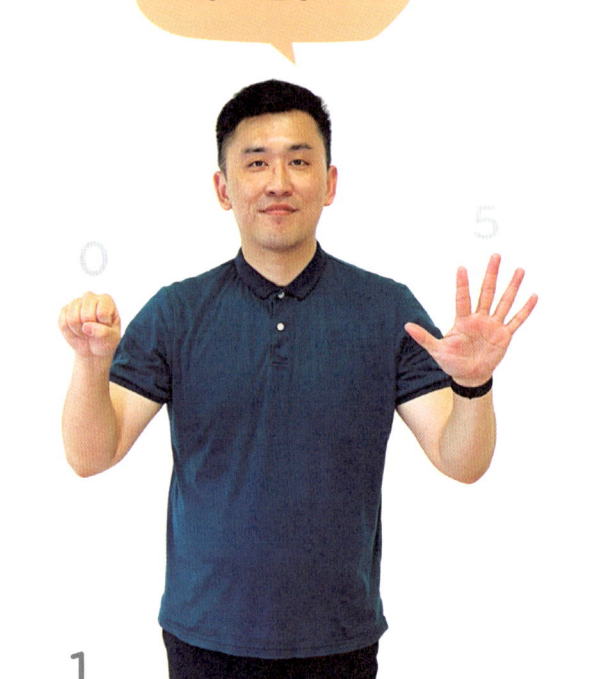

上肢動作：
五是加法王

> 左手＋右手＝5

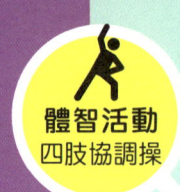

挑戰目標

- 訓練雙手協調、數字組合反應與簡單心算能力。

操作方式

- 依序向下重複，或重新反覆循環。
1. 右手比 0 ＋左手比 5
2. 右手比 1 ＋左手比 4
3. 右手比 2 ＋左手比 3
4. 右手比 3 ＋左手比 2
5. 右手比 4 ＋左手比 1

挑戰等級

- **初階**：完成左右手比數加總為 5 的組合，熟悉左右協調。
- **進階**：完成左右手比數加總為 10 的組合，並搭配節奏穩定執行。或增加節奏，每個手勢在節拍器下一拍完成。

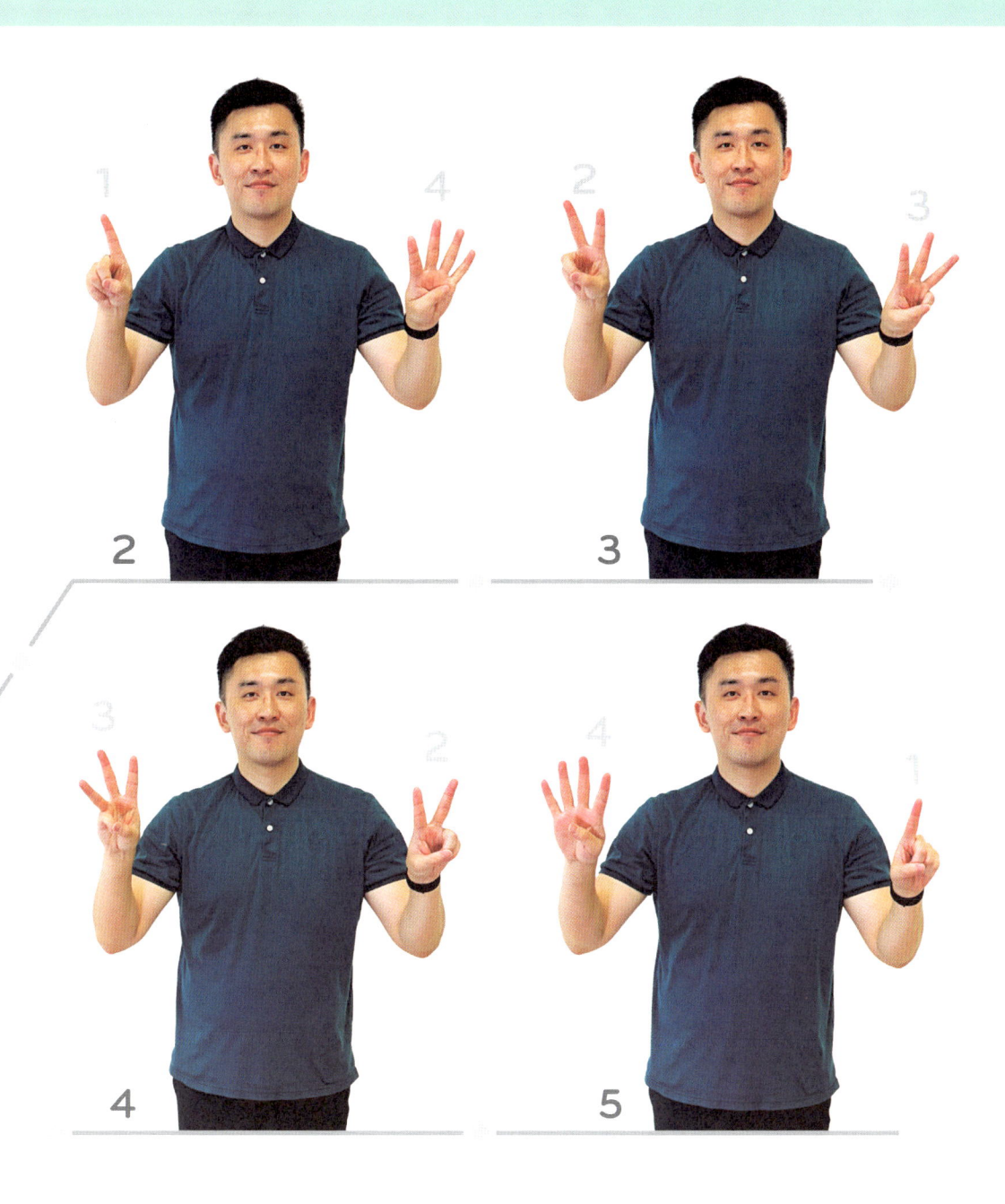

四肢協調操
上肢動作

2

3

4

5

Chapter 2・運動就是一種體智活動　117

體智活動 四肢協調操

上肢動作：
左右對決，猜拳挑戰

> 左手贏右手

挑戰目標

- 訓練雙手動作協調、左右腦同步運作與反應判斷能力。

操作方式

- 交替進行「左手贏」或「左手輸」模式，快速切換思考與動作

1. **第一關**：左手要贏右手。搭配節奏器進行（每拍1秒），可隨機喊出口令，由參與者迅速反應對應手勢。
   → 左手比剪刀＋右手比布。
   → 左手比布＋右手比石頭。
   → 左手比石頭＋右手比剪刀。

2. **第二關**：左手要輸右手。喊出左手動作，右手須選擇對應輸的手勢。
   → 左手比布＋右手比剪刀。
   → 左手比石頭＋右手比布。
   → 左手比剪刀＋右手比石頭。

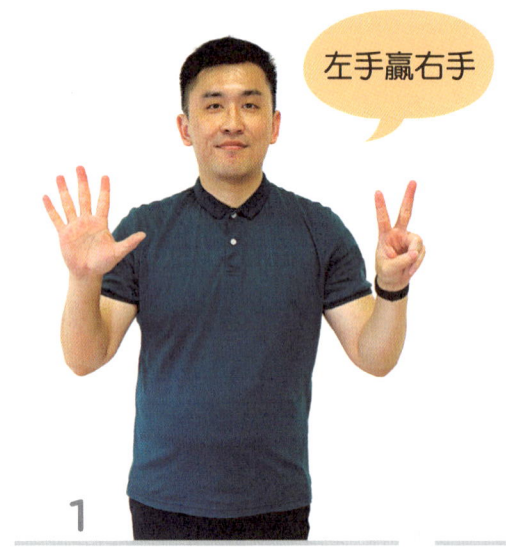

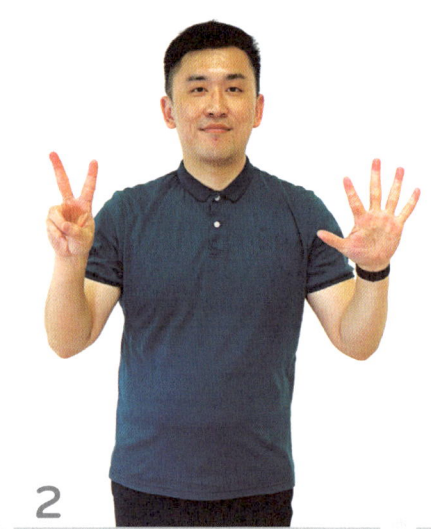

挑戰等級

- **初階**：照上述順序演練，慢速完成指定手勢組合。

四肢協調操
上肢動作

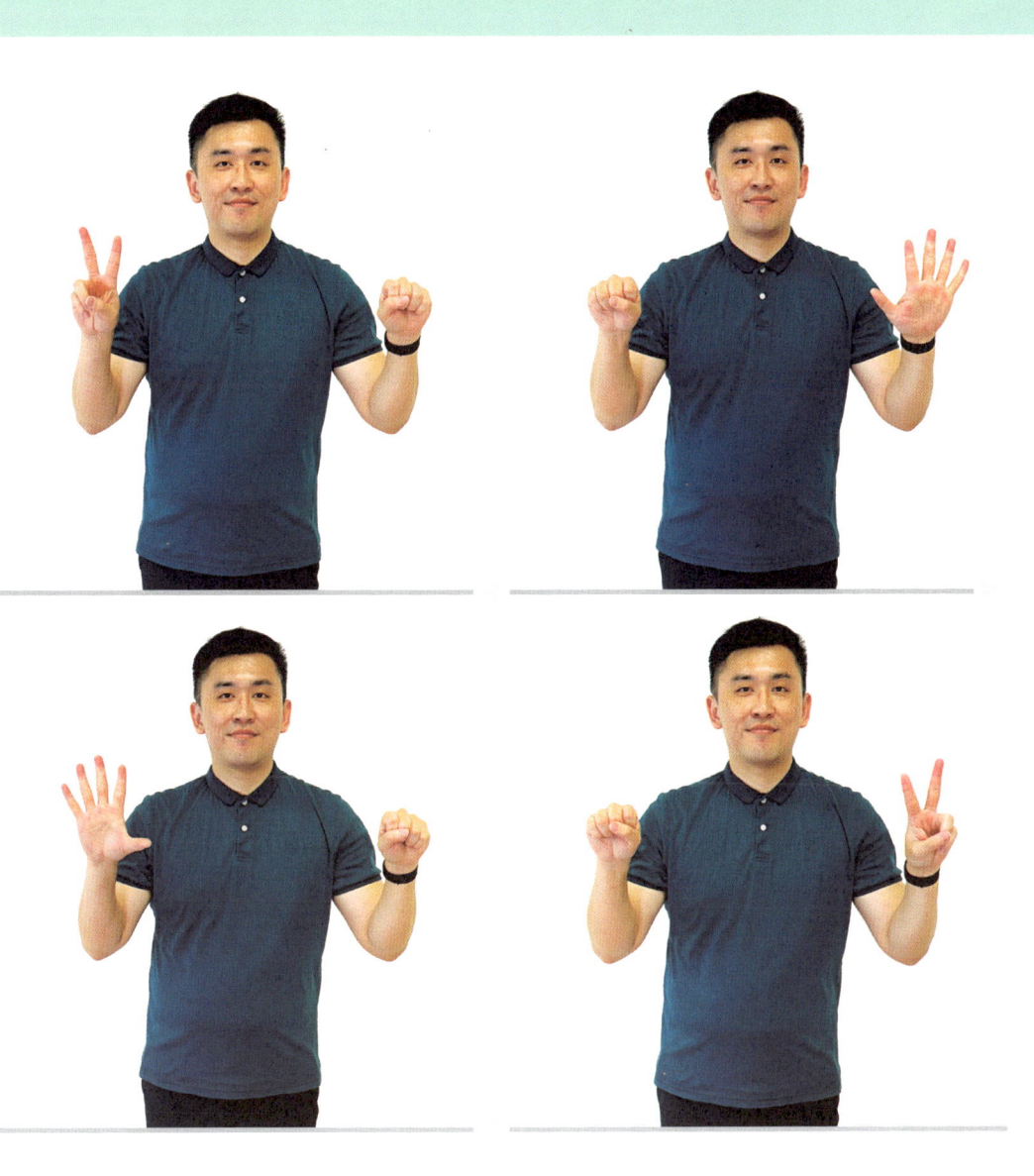

- **進階：**隨機由帶領者雙手下手勢，如：右手比剪刀＋左手出剪刀，參與者雙手須出贏的手勢，跟帶領者互動。

Chapter 2・運動就是一種體智活動　119

上肢動作：自由式仰式操

體智活動 四肢協調操

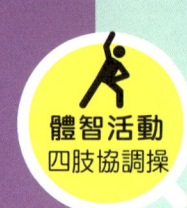

挑戰目標

- 訓練上肢協調、左右腦分工與肢體控制能力。

操作方式

1. 雙手合掌，舉至頭頂正上方。
2. 右手向前進行仰式划水動作（手臂繞後方圓形）。
3. 左手同時向後進行自由式划水動作（手臂繞前方圓形）。

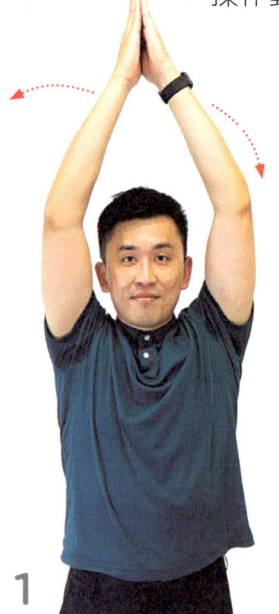

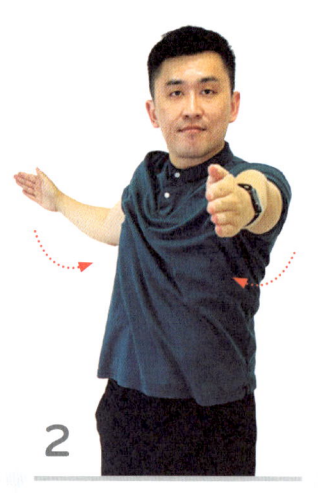

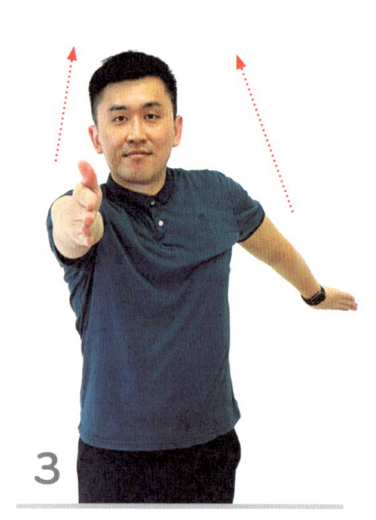

- 操作動作 5 次後，交換左右手動作方向。

重複①②③

挑戰等級

- 初階：每邊各操作 5 次，正確完成動作即可。
- 進階：持續 30 秒不中斷，維持穩定節奏與動作協調。

四肢協調操｜下肢步伐動作

學完上肢動作，接下來，我將帶大家認識下肢步伐動作。這些步伐有的相當具挑戰性，可與上肢動作結合，進一步激發大腦的多工處理與身體協調能力。準備好了嗎？快來動動腳、活化腦，一起挑戰體智協調力。

踏步：前 / 後 / 右 / 左

基礎踏步動作，依指定方向邁 4 步後再回到原位，有助訓練方向轉換、下肢穩定性。

點步：前 / 後 / 外 / 斜前 / 斜後

以單腳向指定方向輕點地面，再回到原位。動作雖小，但能提升動作控制與方向轉換能力，適合與上肢動作結合。

- **前點步**：腳向前輕點地面。
- **後點步**：腳向後輕點地面。
- **外側點步**：腳往側邊點地。
- **斜前 / 斜後點步**：腳斜向前或斜向後點地。

V 字步：前 V / 後 V

可促進髖關節靈活度與空間感知能力。

- 前 V：雙腳往斜前方踏出再併回中心。
- 後 V：雙腳往斜後方踏出再併回中心。

三步向前後

依節奏向前踏出三步，如：右、左、右停，搭配抬膝或踢腿等變化，提升節奏感與動作協調能力。

超慢跑：原地 / 前後左右移動

小步輕快地跑步，每一步動作穩定、輕柔，能在原地或多方向執行，是低衝擊的有氧訓練，提升心肺耐力。

猿猴式超慢跑（低衝擊版）

原地交替抬腳跟踏地、雙腳不離地，搭配大幅度手臂擺動模仿猿猴動作。適合膝蓋不適或初學者，增進協調與安全性。

高抬膝慢跑

每步將膝蓋盡量抬至腰部高度，強化大腿前側肌群與核心穩定，有助提升有氧表現與下肢控制力。

勾腿和抬膝交替

左右交替執行勾腿（腳後往同側臀部方向）與抬膝（膝蓋抬高至腰部），可活化下肢肌群並提升動作靈活性。

踮腳尖和蹲步走

- **踮腳尖走**：提升小腿肌力與平衡穩定度。
- **蹲步走（模擬鴨子走）**：蹲著走路，強化大腿與臀部肌群。

踏併步

向側邊踏出一腳，另一腳跟隨併回，是常見的暖身與節奏建立動作，亦可搭配拍手、側舉等上肢練習。可單次踏併或連續 2 次踏併步。

麻花步

一種側向交叉移動步伐，如：右腳側踏、左腳跨過右腳後方（或前方），右腳再側開、左腳併回。能訓練跨中線的動作協調與方向轉換能力，配合音樂節奏更能提升趣味性與運動效果。

曼波恰恰

動作順序為：前踏一步、後踏一步、再前踏一步、之後回到中心，再進行「恰恰恰」左右小碎步。這是一種節奏性強的舞步訓練，能幫助我們練習左右腳的轉換與節拍感知。

單單雙雙

依節奏做出兩次單腳點步，如：左點、右點。再進行兩次同側點步，如：左左。動作簡單但需注意節奏動作變化，能有效訓練反應力、記憶力與節奏維持。

雙雙拍子

重複同側方向點步 2 次，如：左左、右右。可增強身體節奏感與動作切換的協調能力。

Baby Mambo1、4 踏地板

強調在第 1 拍與第 4 拍進行往前踏地動作，共 8 拍動作，其餘原地輕盈踏步，適合節奏感初學者，能幫助建立節拍辨識與方向意識。

Baby Mambo2、5 踏地板

進階版節奏訓練，將重拍改為第 2 拍與第 5 拍，增加聽覺與動作反應挑戰，適合已熟悉 1、4 踏地板的人進一步練習。

四肢協調操｜坐姿下肢步伐動作

對於擔心跌倒、下肢無力，或需要在穩定狀態下進行訓練的人來說，坐姿動作是一個安全又實用的選擇。即使坐著，也能完成多樣化的下肢訓練，有效提升協調性與腿部肌耐力。以下是幾個適合坐姿進行的步伐動作設計，大家可依據體能狀況與訓練目標進行調整。

坐姿踏步：基礎踏步動作，雙腳輪流抬起腳掌離地，再落下踏地。

坐姿超慢跑：腳步速度略快於踏步，強調小步伐與穩定呼吸，每一步動作穩定、輕柔，提升心肺耐力。

坐姿猿猴式超慢跑（低衝擊版）：交替抬腳跟踏地、雙腳不離地，搭配大幅度手臂擺動模仿猿猴動作。

坐姿點步：腳跟或腳尖輕點地面，可向前、外側或斜前點地，提升空間感與動作控制。

坐姿開開合合：雙腳同時向外打開、再踏步回中線，能促進髖關節活動與協調性。

坐姿 V 字步：腳跟往外點成 V 形，再收回腳跟靠攏。

坐姿抬膝、踢腿：交替單腳抬膝至腰部以上，或往前踢出，膝蓋伸直。

坐姿雙腳內轉 / 外轉：雙膝蓋併攏，搭配雙腳同時打開；以及雙腳併攏，搭配雙膝蓋打開，促進髖部靈活度。

坐姿雙腳前後交替跳 / 開合跳：雙腳交替向前跳或兩腳同時打開再合起，提升心肺與爆發力。

下肢肌力動作：
深蹲

體智活動 四肢協調操

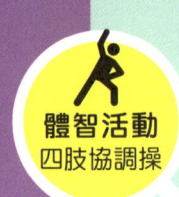

四肢協調操 下肢肌力

雙腳與肩同寬站立，背部挺直，屈膝下蹲至大腿與地面平行，再站回原位。可視狀況調整高度難易度，背部保持自然挺直，核心收緊避免駝背，若有困難可以使用坐站運動。

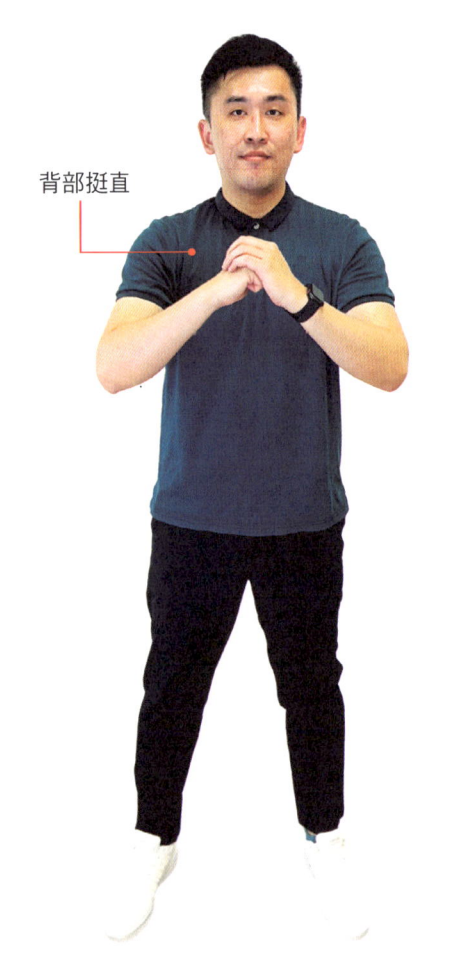

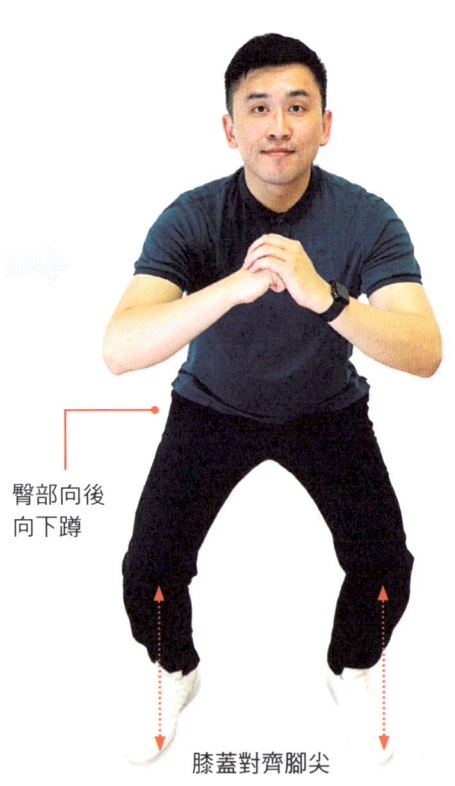

背部挺直

臀部向後 向下蹲

膝蓋對齊腳尖

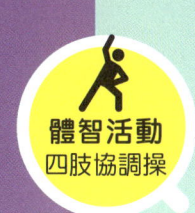

下肢肌力動作：併攏深蹲

體智活動 四肢協調操

四肢協調操 下肢肌力

雙腳併攏站立，下蹲至適當深度再站回。主要訓練股四頭肌與膝蓋穩定性。須注意膝蓋穩定，動作幅度可依柔軟度調整。

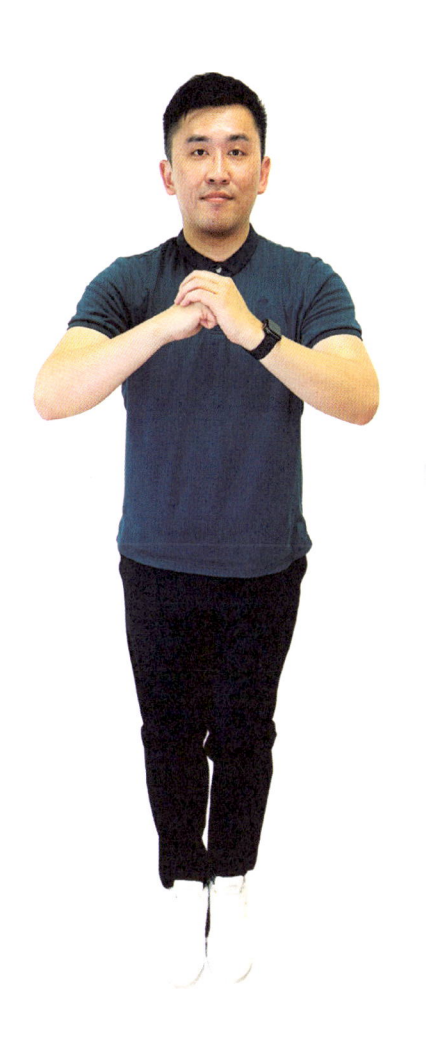

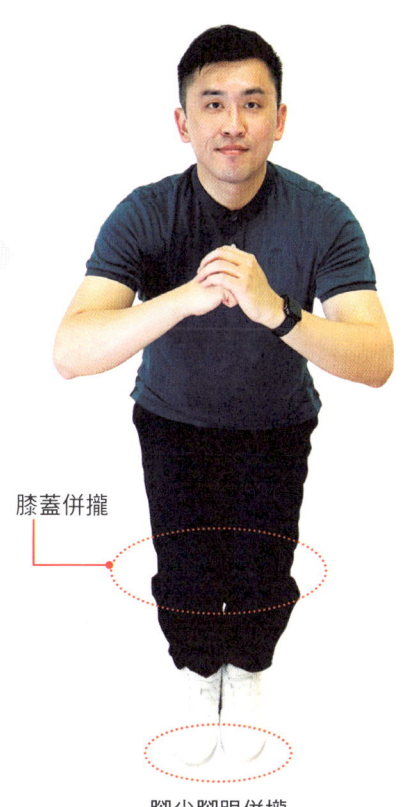

膝蓋併攏

腳尖腳跟併攏

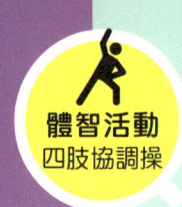

下肢肌力動作：相撲深蹲（開腿深蹲）

體智活動 四肢協調操

雙腳比肩略寬，腳尖外開，下蹲時膝蓋沿腳尖方向打開。主要訓練大腿內側與臀部。注意：膝蓋要對齊腳尖、不內扣；背部挺直不前傾。

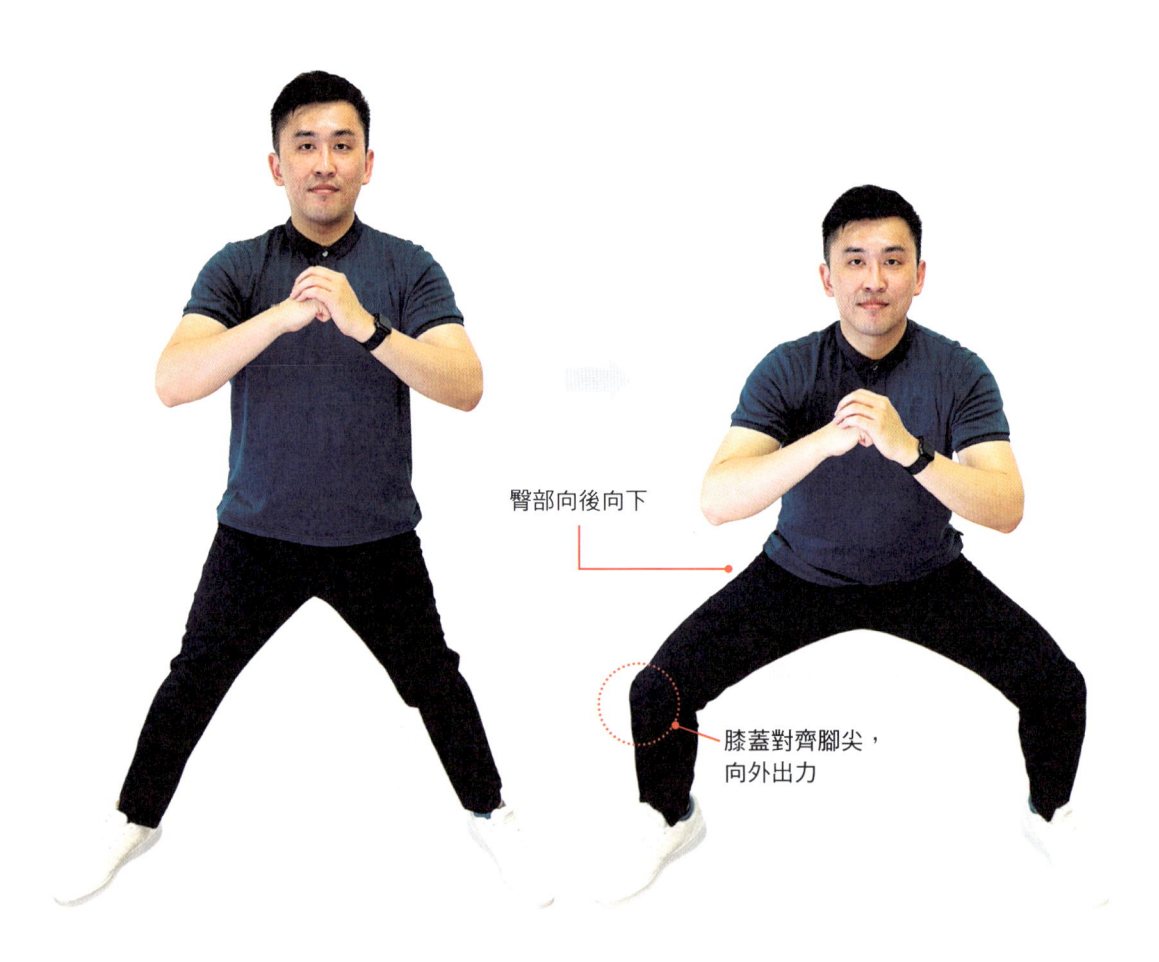

臀部向後向下

膝蓋對齊腳尖，向外出力

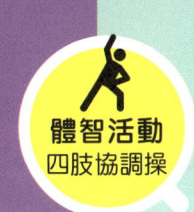

下肢肌力動作：
側深蹲

體智活動 四肢協調操

四肢協調操 下肢肌力

雙腳打開站立，一腳保持伸直，另一腳屈膝下蹲，臀部往後坐，再回到中心換邊。注意：彎曲腳膝蓋不要超過腳尖，伸直腳維持膝蓋自然伸展，背部保持穩定。

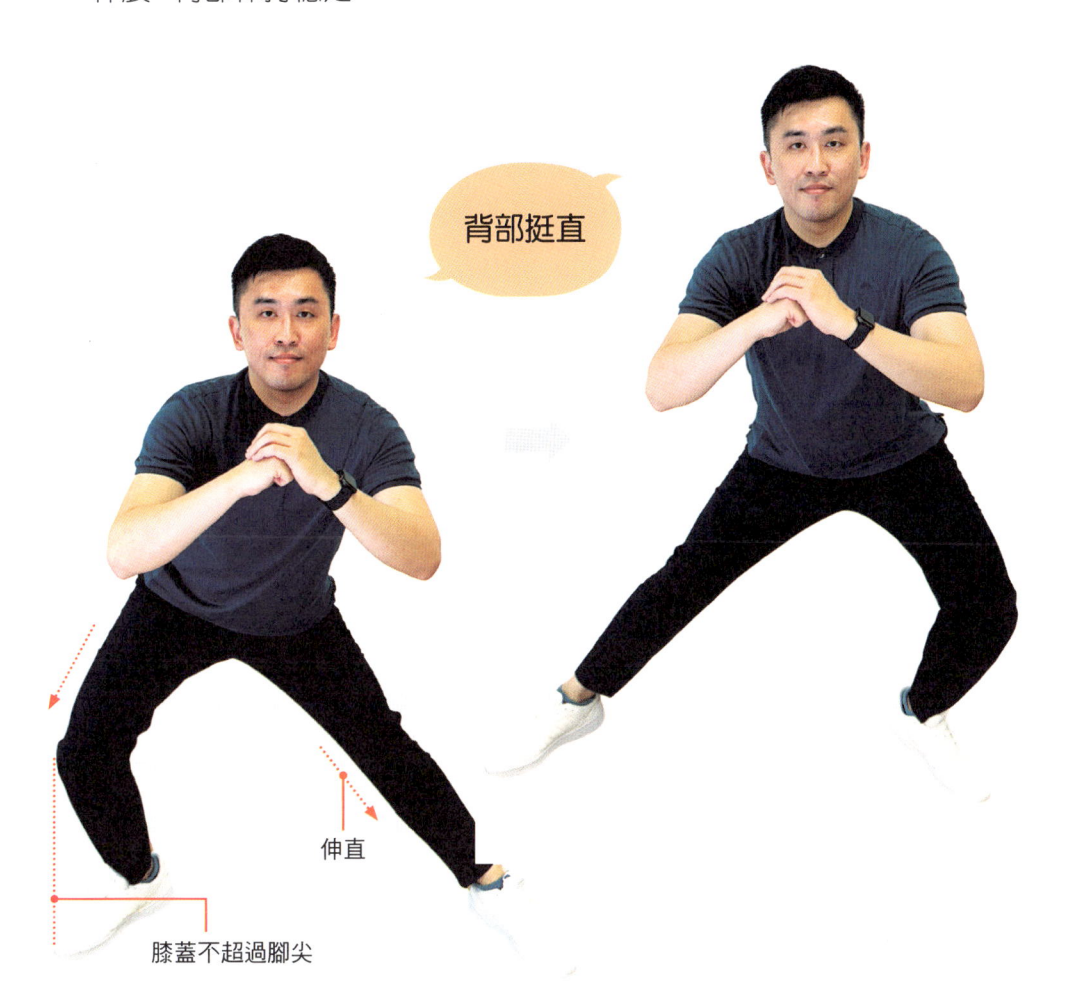

背部挺直

伸直

膝蓋不超過腳尖

Chapter 2・運動就是一種體智活動　129

體智活動 四肢協調操

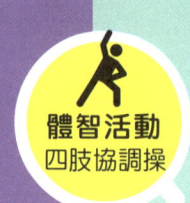

下肢肌力動作：
軀幹延伸，前後左右旋轉

身體進行軀幹的前屈、左後橫移、左右旋轉等動作，能提升軀幹柔軟度與核心啟動力。前伸時，盡量讓身體保持延伸成一直線，能有效活化腹部核心與背部穩定肌群。

注意 進行動作時，需注意避免快速扭轉，特別是後仰動作需注意頭暈風險，年長者請適度調整動作幅度與速度。

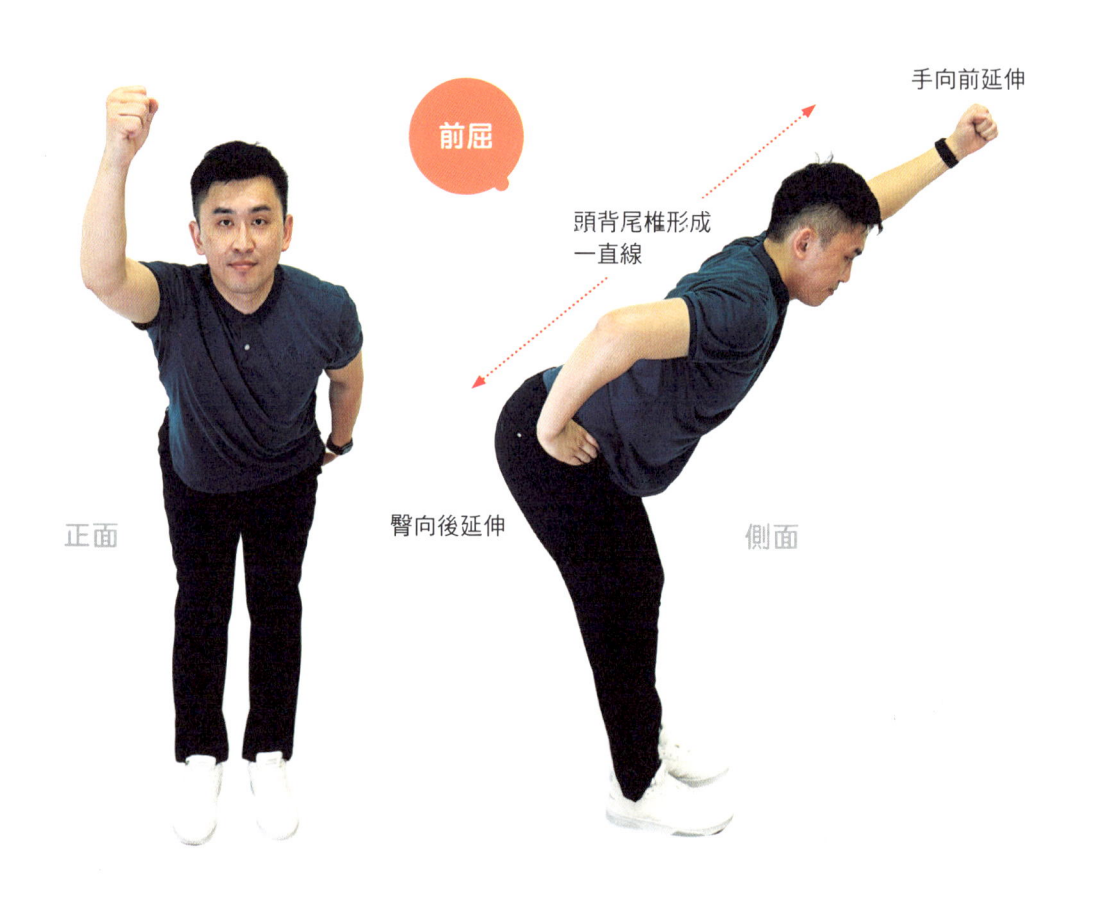

前屈

手向前延伸

頭背尾椎形成一直線

臀向後延伸

正面　　　側面

左右橫移

向右側延伸，手部引導帶動軀幹

左右旋轉

右手向左後方延伸，手部引導帶動軀幹旋轉

四肢協調操
下肢肌力

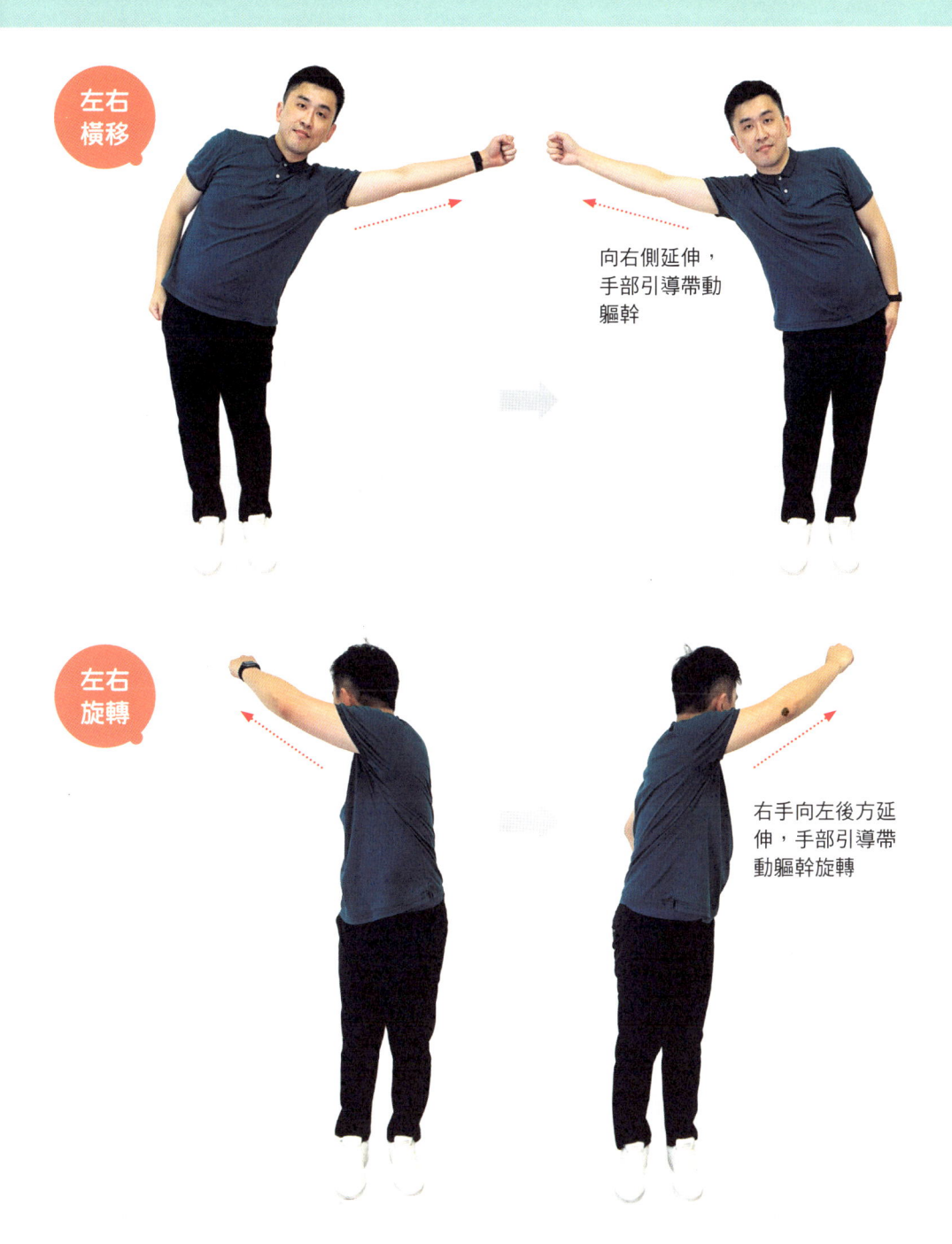

Chapter 2・運動就是一種體智活動

體智活動 四肢協調操

下肢肌力動作：
坐姿軀幹延伸

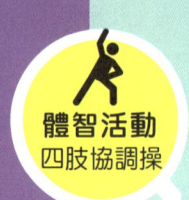

坐在穩固的椅子上，執行軀幹向前延伸、左右橫移、左右旋轉、也可以透過前傾摸地、側身摸腳踝、向後伸手觸摸椅背等引導動作。前伸時，**盡量讓身體保持延伸成一直線**，能有效活化腹部核心與背部穩定肌群。

注意 動作進行時保持緩慢與控制，避免彎腰駝背或出現過度代償，依個人能力做分級調整，確保安全與成效並重。

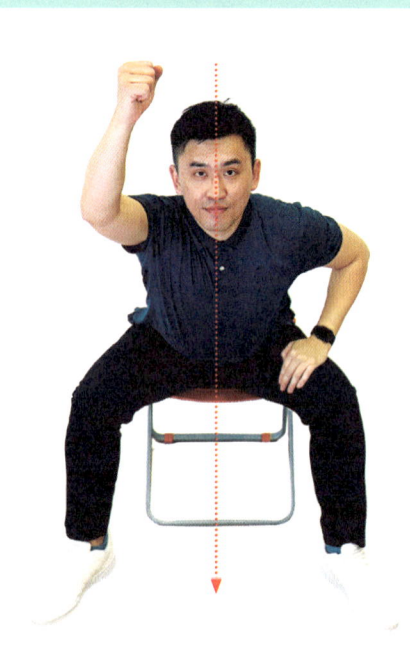

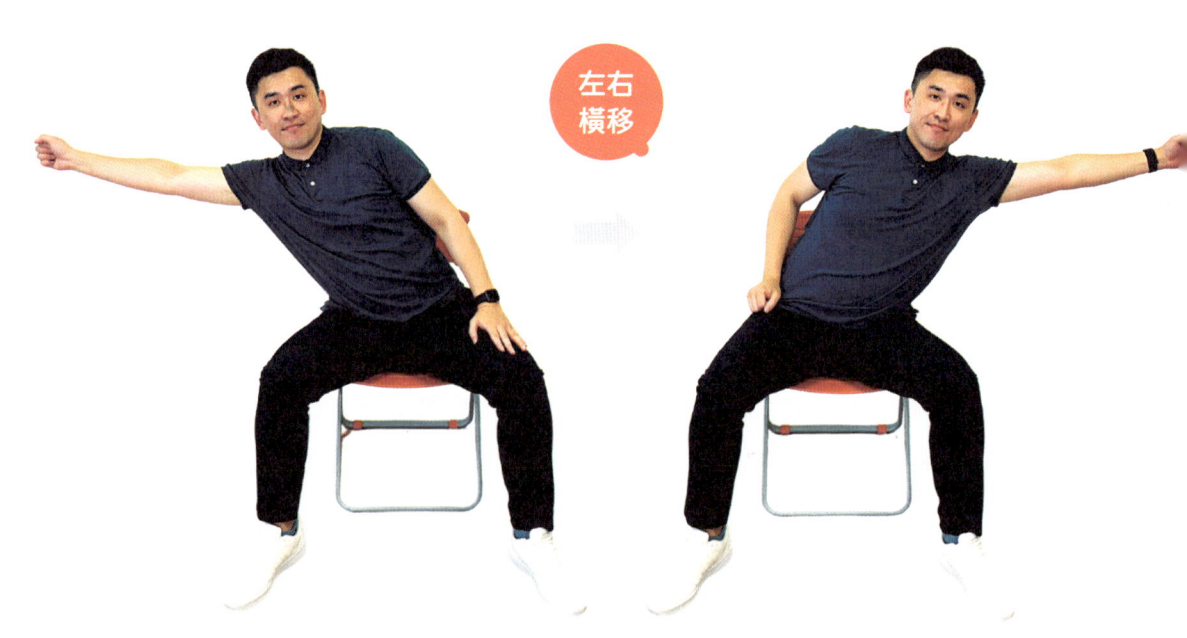

左右橫移

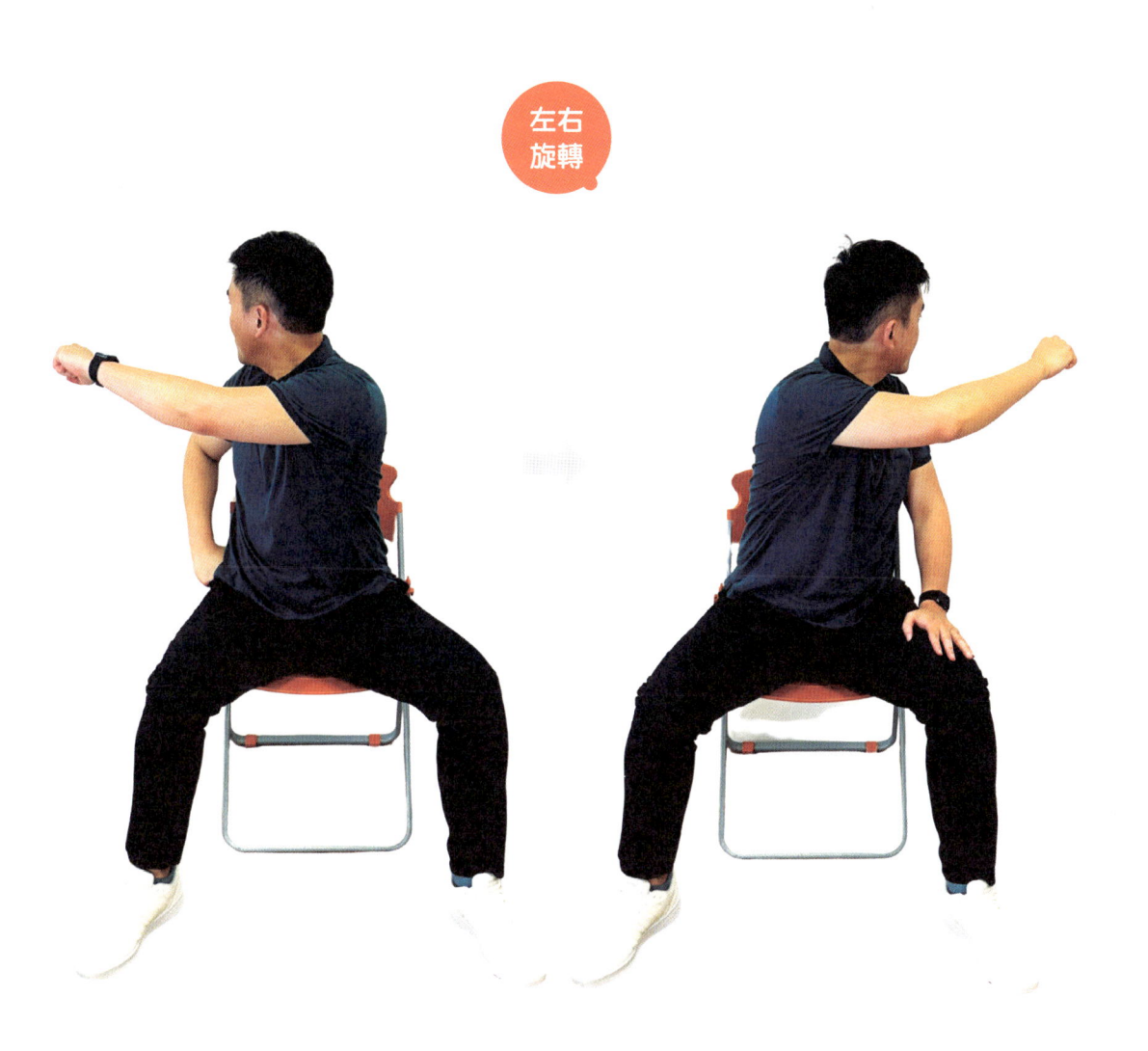

四肢協調操
下肢肌力

左右
旋轉

Chapter 2・運動就是一種體智活動 133

下肢肌力動作：
弓箭步蹲

體智活動 四肢協調操

四肢協調操 下肢肌力

- **前弓箭步**：一腳往前跨步，下蹲至前膝呈 90 度。
- **後弓箭步**：一腳往後跨步，下蹲至後膝接近地面。

兩種都可訓練下肢穩定性與核心控制力。須注意：前膝不超過腳尖、保持身體直立，重心穩定。

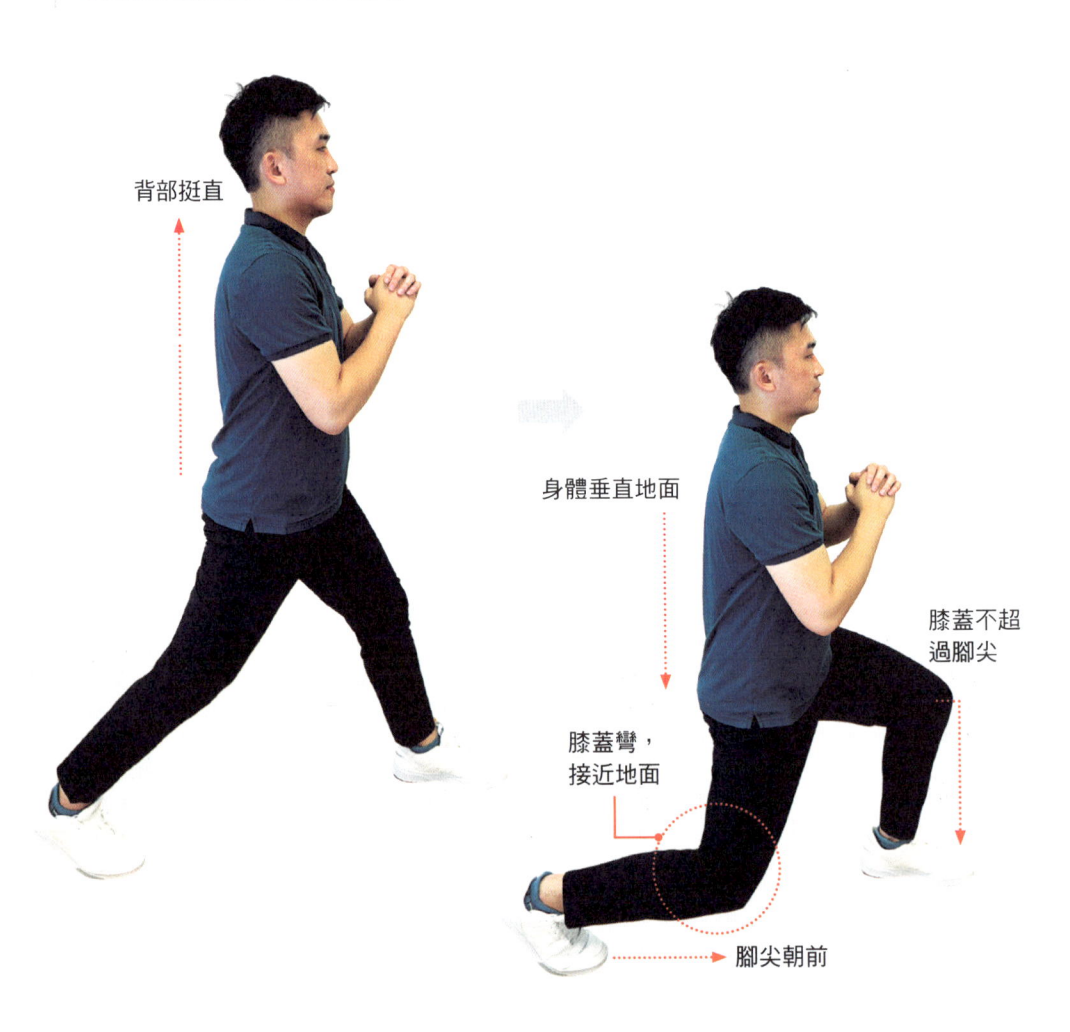

背部挺直

身體垂直地面

膝蓋彎，接近地面

膝蓋不超過腳尖

腳尖朝前

四肢協調操｜下肢平衡步伐動作

走直線

雙腳腳尖與腳跟緊貼，沿著地面想像的直線緩慢前行。
- 注意：目視前方，避免頭部低垂造成重心不穩，適合練習重心轉移與專注力。

踮腳尖走

腳尖著地行走，抬高腳跟不落地，強化小腿與足踝控制力。
- 注意：保持軀幹穩定，視線平視前方，避免向前傾倒。

腳跟走

腳跟著地行走，腳尖抬起不碰地，能鍛鍊小腿前側肌群與前傾姿勢控制。
- 注意：重心落在腳跟，步伐小且穩定，避免跌倒。

8 字型踏步

沿著地面畫出 8 字路徑行走，可訓練方向控制與空間感知。
- 注意：開始時可放大路徑，逐步縮小範圍增加難度，建議先以慢速練習。

單腳站立寫數字

抬起單腳,以腳尖在空中模擬寫出數字 1 至 9(或年齡數字),每個動作需穩定完成。

- 注意:另一腳穩定支撐,核心收緊,必要時可靠牆或扶著椅背協助保持平衡。

踢毽子

單腳向前或側向踢出,模擬踢毽子動作,刺激跨中線與單側協調。

- 注意:踢腿幅度適中、保持重心穩定。若加入手部拍打可提升動作整合效果。

後摸腳跟

雙手交替往後觸碰對側腳跟,身體需進行微幅旋轉與平衡控制。

- 注意:核心出力穩定骨盆,控制節奏避免過快,適合進階訓練者提升靈活度與反應力。

在前面章節中說明了許多上肢與下肢的動作清單,大家只要選一個上肢動作,例如:畫圈、左右舉手、左右拍肩,或是各式手指操,搭配一個下肢動作,例如:踏步、V 字步、左右點步,組合起來,就是一組完整的四肢協調操。

接下來，我再介紹幾個經典的四肢協調挑戰動作，大家一起來試試，看看自己的「手、腳、大腦」是否能同步啟動，展現體智的靈活反應與多工協調力。

頭肩（腰）交叉肩（腰）& 踏併步 ×2

1. 側移段落（去程）

- 雙腳踏併步 2 次往右→再踏併步 2 次往左。
- 同時雙手輕碰「頭→肩→交叉碰對側肩膀→回到肩」的順序。口令：頭、肩、交叉、肩。

2. 回程段落（回來）

- 雙腳踏併步 2 次往左→再踏併步 2 次往右。
- 同時雙手做「頭→腰→交叉碰對側腰→回到腰」的順序。口令：頭、腰、交叉、腰。

四肢協調操跳戰

讀者可依空間設計來回進行多組，形成小型訓練循環。初階者可先練習單一動作（僅手或腳），或頭肩交叉肩單一動作，之後再加腳步。進階者可加入節奏或音樂（如 100-120 bpm）提升挑戰性與趣味性。

指揮家＆踏併步

- **腳部動作**：雙腳左右踏併步，維持節奏穩定地左右來回移動。
- **右手動作**：上下直線彈指（如在空中指揮上下拍點），每到上下端點輕彈指一次，建立穩定節奏感。
- **左手動作**：依順時針或逆時針方向，依序在空中比劃正方形四個角落，每個角落彈指一次。

　　初階者可先單練上下彈指或正方形彈指，再搭配腳步。熟練後可設定節拍器或音樂（100-120 bpm）協助維持節奏。進階可嘗試左右手交互交換動作（右手畫方形，左手上下直線），增強左右腦協調。

前後畫圓＆點步

- **上肢動作**：雙手肘部彎曲，右手往前畫圓、左手往後畫圓，畫圓動作連續流暢，維持節奏感。
- **下肢動作**：左右腳交替往前點地（點步），腳步輕盈、自然向前踏出後回位，與手部畫圓同步進行。

　　初階者可先練習單一動作，僅畫圓或點步，熟悉節奏後再合併。熟練後可加入節拍器或音樂（100-120 bpm），協助穩定協調節奏。進階可挑戰畫圓方向互換（左手往前畫圓、右手往後畫圓），進一步刺激左右腦整合與注意力。

▌拍拍拍 × 曼波恰恰

腳步動作

- 進行「曼波前後踏步」3 次（前 → 後 → 前），共 6 拍。
- 接著進行「恰恰恰小碎步」2 拍，完成整套曼波恰恰（共 8 拍）。

手部動作

- 在曼波 3 步期間，雙手配合節奏依序拍手：「拍 → 拍 → 拍」。
- 接著在恰恰恰時快速連拍 3 下：「拍拍拍」。
- 整體節奏可對應為：「拍、拍、拍｜拍拍拍」。

完成一邊動作後，換腳進行相同步驟，重複進行。初學者可先熟悉單一腳步，再逐步加入拍手節奏。可搭配節拍器或節奏感明確的音樂，如曼波舞曲、音樂或節拍器（100-120bpm）。這個協調操非常適合團體活動使用，可活絡氣氛、刺激手腳協調與節奏感，提升大腦與肢體的反應力。

▌空氣打鼓 × 前後踏步

手部動作：

- 模擬空氣打鼓的節奏性動作，依序進行以下動作，節奏對應為：「前、前、側、側—前、前、上、上」（共 8 拍）。
1. 前方敲擊 2 下（雙手向前拍打）。

2. 側邊敲擊 2 下（雙手向左右側拍打）。

3. 再前方敲擊 2 下。

4. 最後上方敲擊 2 下（雙手往上方拍擊）。

腳步動作：前後踏步。

- 前進段落：向前踏 4 步（右、左、右、左），同步搭配前敲和側敲 2 下的手部動作。
- 後退段落：向後踏 4 步（右、左、右、左），同步搭配前敲和上敲 2 下的手部動作

　　手腳節奏須同步，每四拍完成一段腳步與一組打鼓動作，前進段與後退段為一輪完整的挑戰。初學者可先拆解練習手或腳單一動作，再進行整合。熟練後可搭配節拍器或音樂（100-120 bpm）維持節奏穩定。適合用於團體暖身或節奏感培養，提升上肢靈活性與下肢協調性。

頭肩交叉肩 ×Baby Mambo

腳步動作：

- Baby Mambo（1、4 拍踏地），第 1 拍與第 4 拍為重拍，整組動作共 8 拍節奏。
- 右腳往前踏出（第 1 拍）→回到中心踏步。
- 左腳往前踏地（第 4 拍）→回到中心踏步。

手部動作：
- 雙手同時輕碰，依序碰觸頭、肩、交叉、肩的位置。
- 1 拍 1 個動作，重複 2 次共 8 拍。

結合 Baby Mambo 腳步與頭肩交叉肩手部動作同步進行，一拍一動作，可提升動作節奏感與手腳協調。初學者可先練習 Baby Mambo 腳步節奏，再加入手部分解練習。搭配節拍器或節奏感強的音樂，可延伸為團體律動練習，提升參與趣味與注意力維持。

設計多元的手指操與四肢協調操

設計一套讓「手腳一起動、腦袋跟著醒」的體智活動時，除了挑一個上肢動作加上一個下肢動作的基本組合外，其實還有很多好用的小技巧和變化，以下 7 種四肢協調操設計模式，不論是想帶課、帶團體，或自己動起來，都能輕鬆玩出層次和樂趣。

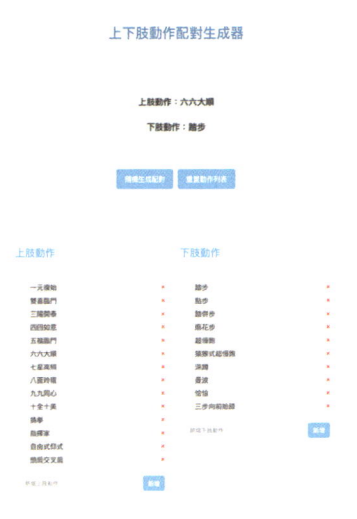

Chapter 2・運動就是一種體智活動　141

1. 交替：左右兩邊交錯、輪流動作。
- 右手伸直＋左手彎曲→換左手伸直＋右手彎曲。
- 右腳踏前＋左腳退後→換邊。
- 訓練目標：左右腦協調、反應靈活。

2. 交換：先做完一邊再換另一邊。
- 右手伸直→收回→再換左手做一樣的動作。
- 右腳原地抬膝 5 次→換左腳抬膝 5 次。
- 訓練目標：記憶順序、單側控制

3. 同側：同一邊的手腳一起動。
- 右手舉高＋右腳抬膝。
- 左手拍左大腿。
- 訓練目標：身體覺知、單側控制能力。

4. 對側：對角線動作，像走路一樣。
- 右手碰左膝、左手碰右腳跟。
- 左腳踏出＋右手上舉。
- 訓練目標：大腦雙側整合、動作協調。

5. 跨中線：動作穿越身體的左右界線。
- 左手摸右肩、右手摸左耳。
- 右腳跨到身體左側。

- **訓練目標**：左右腦整合、認知統合。

6. **多方向**：包含前後、左右、斜方向移動。
- 走路練習前→後→左→右。
- V 字步、8 字型繞圈、曼波步伐。
- 訓練目標：空間感知、方向判斷力。

7. **節奏變化**：調整拍子或搭配節奏口令。
- 每拍一動作，像：左、右、左、右。
- 1 拍 2 個動作，常用「1 and 2 and 3 and 4 and」的方式來數拍。
- 在 2 拍內平均演奏 3 個音符，形成 3 連音節奏。
- 訓練目標：時間感、節奏掌握、注意力。有時只靠「1、2、3」數拍會有點無聊，這時可以搭配節奏口訣：「拍拍拍｜拍拍手」、「左拍拍｜右拍拍」、「打打打｜換邊打」，都能讓我們更容易跟上節奏，尤其在團體活動時更能炒熱氣氛。

3 連音是大腦的節奏健身房

如果你想讓挑戰再升級，不妨加入 3 連音節奏練習。例如：連續 2 步（2 拍）踏步＋手連拍 3 下→左右左、右左右，這樣快速換手拍掌。

3 連音能同時訓練節奏感、手腳協調與反應速度，是體智活動中超有效的進階玩法。

只要把這些變化模式搭配在一起，不論你是老師、照服員、家長還是自己做，都能設計出既安全、好玩又有效的大腦運動操。

Chapter 3

全齡
體智活動訓練：
執行與應用設計

根據前面所介紹的內容，體智活動可分為三大類型：附加型、合併型與交替型。這三種類型不僅在應用上各有特色，還能針對不同需求與場景進行設計。本章將詳細講解這三大類型的教案設計與生活中的應用範例：

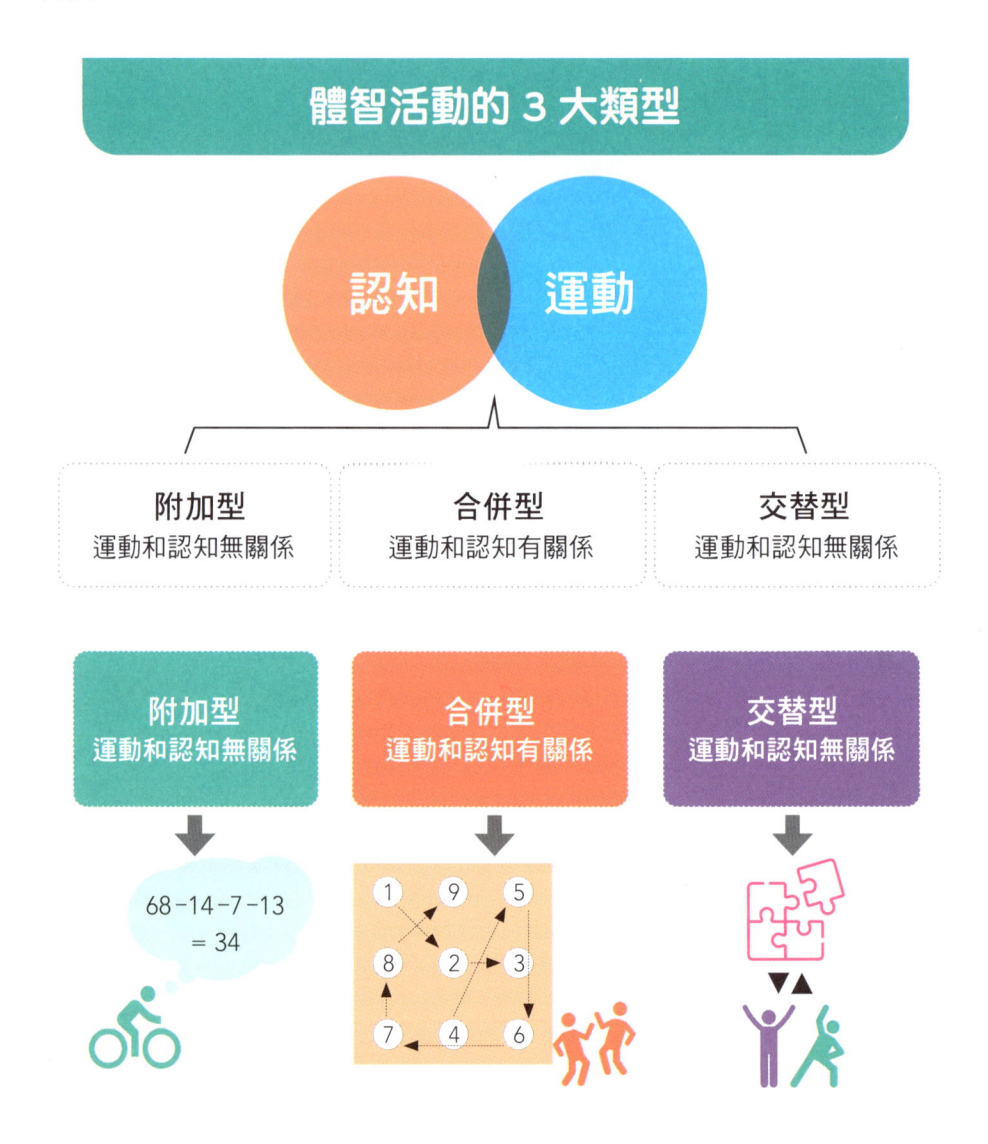

體智活動的 3 大類型

認知　運動

附加型	合併型	交替型
運動和認知無關係	運動和認知有關係	運動和認知無關係

附加型
運動和認知無關係
→ 68−14−7−13 = 34

合併型
運動和認知有關係
→ 1 9 5 / 8 2 3 / 7 4 6

交替型
運動和認知無關係

附加型：運動與認知無關

附加型體智活動的特點是，運動與認知任務互不影響，可各自拆開，也可同時執行，彼此之間並無直接關聯。例如：邊騎腳踏車邊進行心算練習。

活動 1：超慢跑 + 認知聯想

- **運動**：進行超慢跑 5-10 分鐘，保持穩定的步伐與節奏，雙臂自然擺動，重心平穩。
- **認知**：根據指定主題進行聯想回答，例如：動物聯想——貓、狗、鳥、魚；水果聯想——蘋果、香蕉、芒果、草莓；美食聯想——壽司、披薩、牛排、麵包；紅色物品聯想——蘋果、玫瑰、消防車、燈籠……。

活動 2：深蹲 + 唱歌

- **運動**：進行連續深蹲 1 分鐘，保持動作穩定，背部挺直，膝蓋不超過腳尖。
- **認知**：同時唱一首自己熟悉的歌曲，保持節奏穩定且清晰發音，避免中斷深蹲動作與歌曲節奏。

生活應用

- 日常家務：掃地或拖地時，邊哼唱喜歡的歌曲或與他人聊天。
- 出門散步：散步時回想昨天吃了哪些食物？從早到晚發生了哪些事情？
- 上下樓梯：上下樓時，從零開始，依次連續加上固定的數字，例如連續 +3 或 +7，直到抵達樓層。
- 運動時間：在家或健身房做運動時，聽知識型 Podcast 或簡單的語言學習內容，提升身心靈同步活躍。
- 烹飪時間：在煮飯時，腦中默念詞語接龍或想想吃飽要做哪些事。

由上可知，體智活動附加型的執行並不複雜，只需要選擇一項運動，並在同時進行一個認知任務即可，但記得不要選擇太難的運動或認知任務，這樣反而會都做不好。而這樣的活動能輕鬆融入日常生活，讓運動與大腦刺激同步進行。

合併型：運動與認知有關

合併型訓練是將運動與認知挑戰整合在一起，運動的執行依賴於認知任務的完成，例如按照順序去踩踏地面上的數字。

活動 1：V 字步 × 數數挑戰（國語＋台語交替）

結合身體動作與雙語認知練習，透過規律腳步與語言切換，訓練協

調力、語言靈活性與多工處理能力。

- **運動**：V字步，兩腳由中心往斜前方踏出呈「V」字形（右、左），再併攏回到原地站姿。重複動作進行。
- **認知**：雙語切換訓練（國語與台語）、數字記憶與邏輯排序。
  腳往外踏出時，說出一組國語數字（如 12）。
  腳併回中間時，拍手兩下，同時說出台語數字，如：3、4。
  整體進行語言節奏如：1、2（外踏國語）→ 拍手 3、4（併回台語）→ 5、6（外踏國語）→ 拍手 7、8（併回台語）……。

升級挑戰

- **節奏加快**：提升腳步與語言切換的速度或搭配拍子音樂。
- **語言多元化**：加入第三語言，如英語、客語，進行更多語言跳躍練習。
- **雙人配對練習**：一人動作，一人口說，互換角色，挑戰彼此默契。

活動 2：動物聯想 × 踏併步

透過簡單的左右踏併步搭配語詞聯想，訓練語言記憶、注意力與身體節奏協調，適合長者、初學者進行。

- **運動**：**踏併步**。向右踏併步 2 次，向左踏併步 2 次，動作保持節奏均勻、雙腳穩定著地。
- **認知**：**動物詞語聯想**。每完成兩次踏併步後，說出一種動物名稱，可從常見動物開始，如大象、老虎、鸚鵡。右踏完說一個、左踏

完說一個,例如:

右踏、左併→右踏、左併→說:獅子。

左踏、右併→左踏、右併→說:猴子。

升級挑戰

- **類別多元**:聯想說出「天空有的東西」、「蛋白質的食物」等等。
- **記憶挑戰**:說過物品,不能重複出現。
- **節奏提升**:搭配節拍器或背景音樂(100-120 bpm)提高反應速度與節奏感。

活動 3:國台語水果聯想 ×3 步向前後抬膝

透過 3 步向前向後,加上抬膝拍手的動作,結合國語與台語的詞彙聯想,活化語言記憶、反應與動作節奏感。

- **運動:3 步向前、向後+抬膝拍手。**

  向前踏步 3 步(右→左→右),第 3 步抬膝+拍手。

  向後踏步 3 步(左→右→左),第 3 步抬膝+拍手。

  重複進行,維持動作流暢穩定,可配背景節奏。

- **認知:國台語水果聯想。**

  向前 3 步:抬膝+拍手→用**國**語說出一種水果,例如西瓜、蘋果、芒果。

  向後 3 步:抬膝+拍手→用**台**語說出剛才的水果。

升級挑戰

- 類別多元：聯想說出「有一百萬想做的事」、「如何獲得快樂」等等。
- 角色交換：可兩人互動，一人說國語，一人接著說台語。
- 多語版本：加入英語或客語，作為第三階段口說練習。

活動 4：趣味左右跳 × 配對判斷挑戰

結合左右跳躍與認知配對，訓練身體平衡、反應速度與分類判斷能力。

- **運動：左右跳躍**

    雙腳與肩同寬，站立於寬敞安全空間。根據口令指示向左或向右跳，保持穩定與著地平衡。地板中間可用電火布黏貼一條線，區分左右。

    雙腳一同起跳與落地，若跳躍有困難可使用跨越踏步的方式。

- **認知：配對分類判斷**

    根據語詞內容判斷「可食物品」或「不可食物品」，進行條件反應。聽到物品名稱後，依照配對反應跳躍。例如，蘋果、香蕉→跳右邊，球、筆→跳左邊。

升級挑戰

- 增加配對類別：水果→跳右邊；蔬菜→跳左邊；飲料→原地不動。
- 認知＋動作綜合指令：右跳時同時舉右手，左跳時同時拍左腿。

- **互動競賽**：分組比賽，輪流出題，看誰的反應最快、動作最正確。過程中，可記分，提升學習動機與參與感。
- **節奏加快**：使用節拍器（100-120 bpm）或節奏明確的音樂快速出題，訓練即時反應與認知處理能力。

活動 5：前後深蹲 × 數字加減挑戰

結合空間移動與數字運算，在前後深蹲動作中強化下肢肌群，同時訓練邏輯思維與注意力。

- **運動：前後移動 × 深蹲訓練**

  前進 2 步→相撲深蹲：雙腳向外側跨出，腳尖朝外，膝蓋微彎，進行一次穩定的深蹲。

  後退 2 步→雙腳併攏深蹲：兩腳併攏站立後，進行一次基本深蹲，保持身體核心穩定。

- **認知：倒數與加減挑戰**

  初始數字從 100 開始，每次前進深蹲時，減 9；每次後退深蹲時，加 2。例如：100 → 91 → 93 → 84 → 86 → 77 → 79 →……反覆進行，直到結果變成負數為止。

升級挑戰

- **運算變化**：將減 9 改為減 7、加 2 改為加 5 等，根據參與者程度調整難易度。

- **體能強化**：每次蹲下維持 3 秒，強化肌耐力與核心穩定。也可加入手部擴胸、手握小啞鈴增加強度。
- **團體互動**：兩人一組輪流出聲報數，考驗彼此協調與默契。

交替型：運動與認知交替執行

交替式體智活動

交替型訓練要求運動與認知任務輪流進行，例如：完成一組深蹲後，回答記憶問題，適合提升專注力與多工能力。

活動 1：深蹲 × 摺紙遊戲挑戰

透過體能與認知任務的交替進行，可培養肌力及耐力與手眼協調、空間推理。

- **運動**：**深蹲訓練**。站姿，雙腳與肩同寬，進行深蹲 10 下。
- **認知**：**摺紙遊戲**。完成指定的數字摺紙遊戲。
  深蹲 10 下→進行數字摺紙遊戲。
  再深蹲 10 下→再進行數字摺紙遊戲。重複 3 組。

升級挑戰

- **動作變化**：替換其他下肢訓練，如相撲深蹲、側蹲或弓箭步。
- **認知挑戰**：進行聯想活動、詞語接龍或數字加減法等。
- **多人版本**：兩人一組進行，一人深蹲、一人摺紙，完成後交換角色。

活動 2：猿猴式超慢跑 × 找出數字相同的 4 張撲克牌

透過身體活動與認知搜尋交替進行，提升心肺耐力、視覺辨識力與執行功能。

- 運動：猿猴式超慢跑

  雙腳不離地、交替抬起腳跟，如猿猴行走。手臂自然前後大幅擺動，身體微微前傾。可搭配節奏器或背景音樂（160-180 bpm）。**原地進行猿猴式超慢跑 30 秒 -1 分鐘。**

- 認知：找出數字相同的 4 張撲克牌

  去除鬼牌的撲克牌一副，數字面朝上，在地面或桌上混亂攤開。在有限時間內，找出任意一組 4 張數字相同的牌，如 4 張 7。**找完一組後再進行下一輪猿猴式跑。**若多人一起玩，可設計每人一回合或分組比賽。

- 活動交替規則

  猿猴式超慢跑 30 秒。

  停下→立即搜尋 4 張相同數字的撲克牌。

  成功找到→回到原位再跑。

  重複 3-5 回合。依年齡與體力調整。

升級挑戰

- **記憶難度**：選一個數字，如 9，再進行猿猴式跑，跑完再找。
- **競賽模式**：兩人一組比速度，看誰先找到一組 4 張牌。
- **活動替換**：改成拼圖、疊杯或疊疊樂等。

生活應用

家庭活動時，可與家人輪流完成運動和問答遊戲。教室中設計體智挑戰賽，結合體能活動與課堂學習內容。

附加型、合併型與交替型，這三種體智活動能滿足全齡化健康的多樣需求。無論是兒童的玩樂互動學習、成年人壓力釋放運動強身，還是長者的認知保健，都可以透過這些體智活動達到理想的訓練效果。

體智活動的設計原理及應用

在設計體智活動時，最重要的步驟是瞭解有哪些運動與認知元素，這些元素不僅是活動設計的基石，更是將身體與大腦聯結起來的關鍵。以下是對功能性運動與功能性認知的詳細解析，能為不同年齡層及需求的讀者，提供訓練元素設計。

功能性運動與認知的概念

功能性運動就是我們日常生活中真的會用到的動作，像是走路、彎腰撿東西、拉開門、蹲下或拿高處的東西，這些我們每天在做、卻可能沒意識到的動作，都屬於功能性運動的範疇。它不是為了運動而運動，而是為了讓我們在生活中更靈活、穩定、安全，該搬就搬、該蹲就蹲、該轉身就能順利轉身，真正幫我們提升日常活動能力。

常見的功能性動作包括：

- **走路**：也就是前面章節提到的踏步、慢跑、點步、V字步等，都是從基本走路演變出來的動作訓練。
- **深蹲**：坐下、起身、搬東西都需要深蹲的能力。我們可以用肩寬、併腳、相撲蹲等方式變化。
- **弓步蹲**：像是上下人行道、下樓梯，或撿遠處的東西，都需要這種單腳支撐、前後分腿的能力。
- **延伸**：拿高處物品、轉身拿背後的東西，會用到軀幹前後左右的延伸與旋轉。
- **抬舉**：日常生活中的撿東西、提東西、搬東西，都屬於這類動作。我們可以用摸腳踝、足背、或地面的方式來示意。
- **跳躍**：跳躍是很好訓練爆發力的動作，若對長輩來說跳躍較吃力，可以改成踮腳尖，一樣能刺激下肢與平衡系統。
- **推拉**：推門、拉開抽屜、使用彈力帶、舉啞鈴、擦桌子，都是推拉動作，這些小動作也都對日常生活超級重要。

功能性運動的連續光譜

不同人的「功能性」其實不一樣，取決於他們的需求與生活背景。就像下圖中，有些人是孤立型、單關節訓練。例如，健美訓練時專練二頭肌或股四頭肌，這種功能性就比較低，主要為了外型、雕塑。

常用的功能性運動

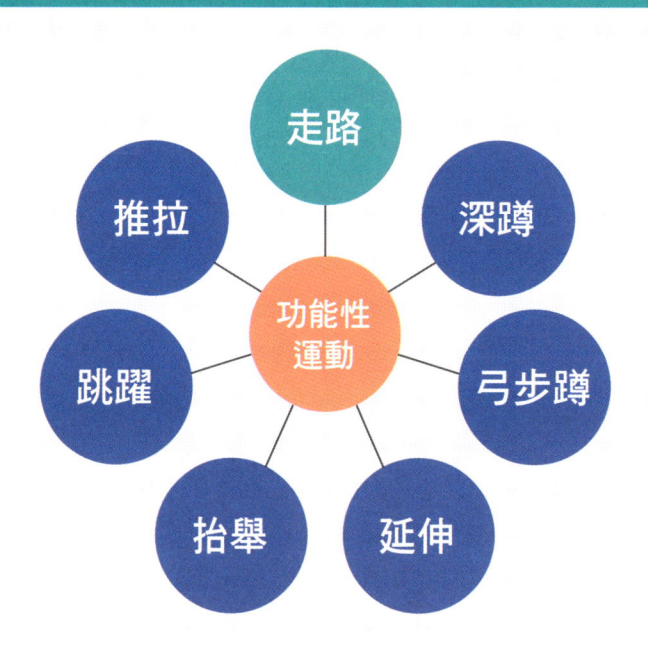

- 走路
- 深蹲
- 弓步蹲
- 延伸
- 抬舉
- 跳躍
- 推拉

（中心：功能性運動）

資料來源：MAT Movement Assessment Technologies

有些人是為了日常生活功能，像長輩想輕鬆上下樓梯、搬運物品，需要的是多關節、整合型的訓練。

還有一些是運動員或職場工作需求，他們的訓練功能性更高、能同時動用多關節與多肌群的整合性動作。

大多數功能性運動，都是多關節動作，因為我們生活中的動作不會只動一個部位，就像想要撿起地上的千元鈔票，你不會只彎手肘或只動膝蓋，而是整個人會「連動」起來，這種整合性的能力，就是功能性運動

功能性運動

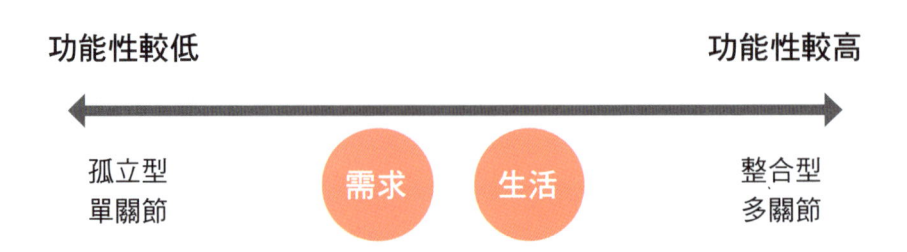

功能性較低 ←————————————→ 功能性較高

孤立型
單關節　　　　需求　　生活　　　　整合型
　　　　　　　　　　　　　　　　多關節

的價值所在。當然，孤立型訓練也有它的好處，例如針對某些弱項肌群強化，或做術後復健時使用。但如果你的目標是讓生活更順利，那功能性訓練是更實用的選擇。

功能性認知：從「會」到「做得到」

我們常說「要訓練認知」，但到底認知是什麼？認知功能是指大腦的三大核心能力。

- **注意力**：專注在當下，並且能排除干擾或交替、同時聚焦多項事物。
- **記憶力**：記住資訊、回憶回想相關經驗。
- **執行功能**：能夠組織計畫、抑制功能以及解決問題彈性轉換的能力。

這些是大腦處理資訊、做決定、完成任務的基本工具。但只有「會」還不夠，我們更關心的是：這些認知能力能不能派上用場，這就是功能

性認知的範疇。

功能性認知就是指能實際應用在生活中的認知能力，它強調的不是在紙上或手機的益智作答有多厲害，而是能不能在買菜時記住要買什麼、能不能根據日常情境判斷或要求做出反應、能不能在活動中一邊動一邊想，做出正確決定？

為了讓認知訓練更貼近生活、好理解也好設計，我曾向國立臺灣科技大學應用科技研究所的侯惠澤教授學習「四項卡牌遊戲的認知機制」。這些機制不但容易理解，還可以直接應用在設計體智或認知活動中。

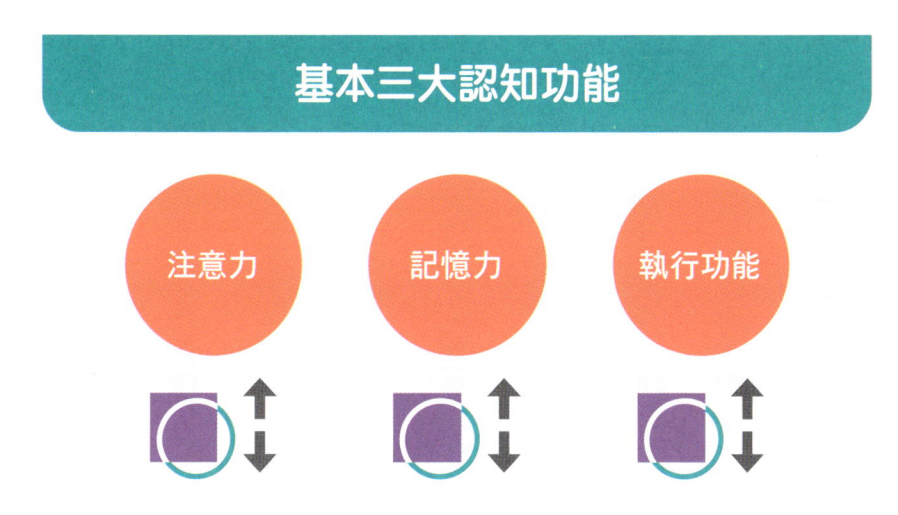

基本三大認知功能

注意力　　記憶力　　執行功能

1.配對

找出相同或對應的東西，訓練注意力與視覺辨識力。例如：撲克牌配對、找相同圖案、找相同顏色、左右手比出一樣的手勢。

配對線上小遊戲體驗

2.組合

將不同元素依邏輯或規則組成一組，訓練聯想力、分類與整合能力。例如：拼圖、物件歸類分類，或主題聯想（動物、水果、縣市地名、國家等）。

3.排序

依照順序排列事物，如時間先後、大小、高低或數字規律，訓練比較、排序與規劃能力。例如：數數排序（2、4、6、8）、比大比小、流程先後等順序任務練習。

4.線索交換

根據提示進行推理與決策，訓練收斂性思考、邏輯整合與問題解決能力。例如：猜謎遊戲、詞語接龍、聽提示找物品（紅色、水果、地心引力，找蘋果），進行「加7減3」等數學口令反應活動。

配對、組合、排序、線索交換，這四大認知機制就是我們設計活動時很好用的工具，只要把這些概念加入活動裡，就能讓動作結合思考，活動更有參與感，也更貼近真實生活。

例如我們要從台北去高雄，首先，要先在地圖上找到台北和高雄的位置，這就是**配對**。接著想有哪些方法可以從北到南？開車、坐高鐵、搭火車、坐客運等等，這是把不同選項**組合**起來。接下來比較一下各種交通方式的時間、花費、轉乘方便度，進行**排序**。如果今天預算有限、但又想快一點到達，那我們就要根據這些條件做出最適合自己的選擇，這就是**線索交換**。

這就是功能性認知在日常生活的真實應用。只要我們在體智活動中加入這四種認知方式，就能設計出一套套「動得起來、玩得有趣、訓練有感」的活動，搭配我為大家設計的三種體智活動產生器，幫助您真的做到「體智走進生活，訓練更有意義」，幫助我們把「會」轉變成「做得到」。

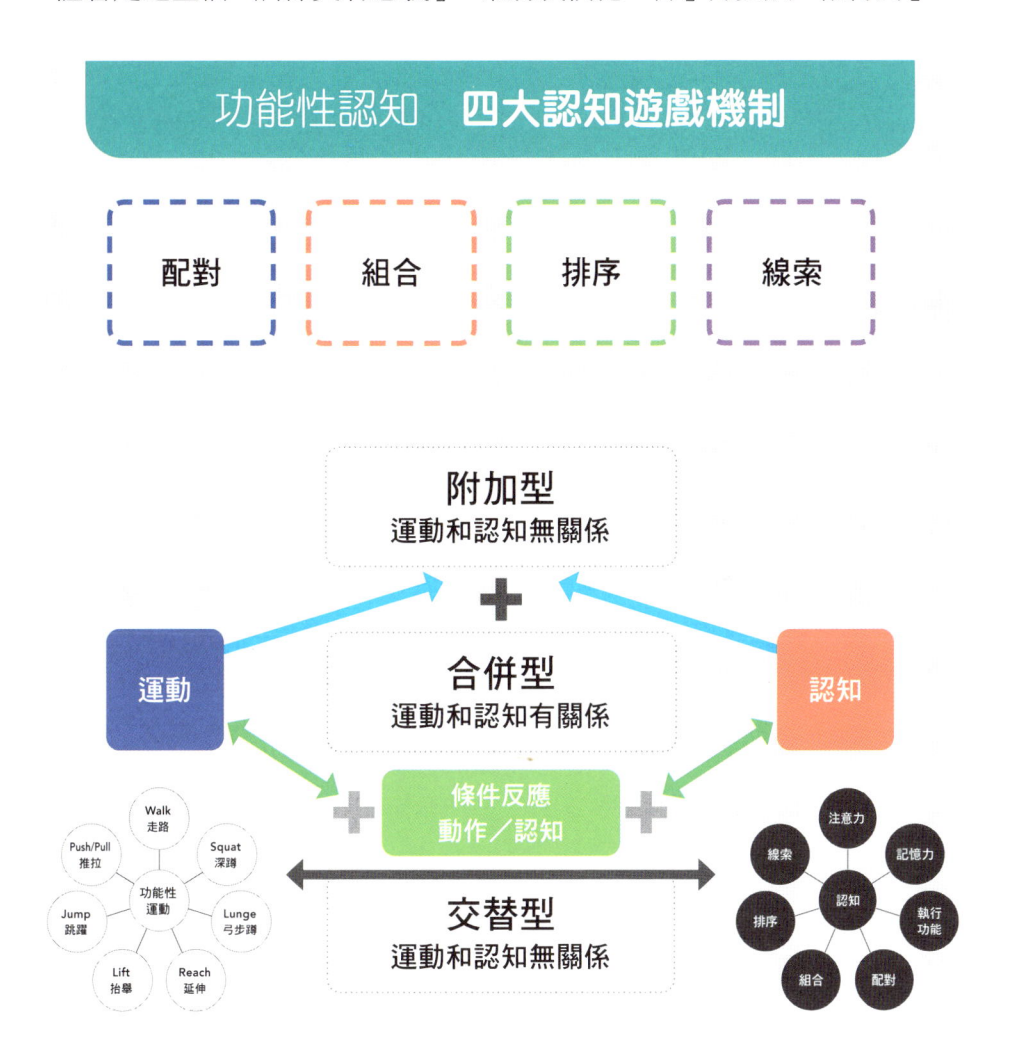

功能性認知　四大認知遊戲機制

- 配對
- 組合
- 排序
- 線索

附加型
運動和認知無關係

合併型
運動和認知有關係

條件反應
動作／認知

交替型
運動和認知無關係

運動　←→　認知

功能性運動：
- Walk 走路
- Push/Pull 推拉
- Squat 深蹲
- Jump 跳躍
- Lunge 弓步蹲
- Lift 抬舉
- Reach 延伸

認知：
- 注意力
- 記憶力
- 執行功能
- 配對
- 組合
- 排序
- 線索

Chapter 3・全齡體智活動訓練：執行與應用設計　161

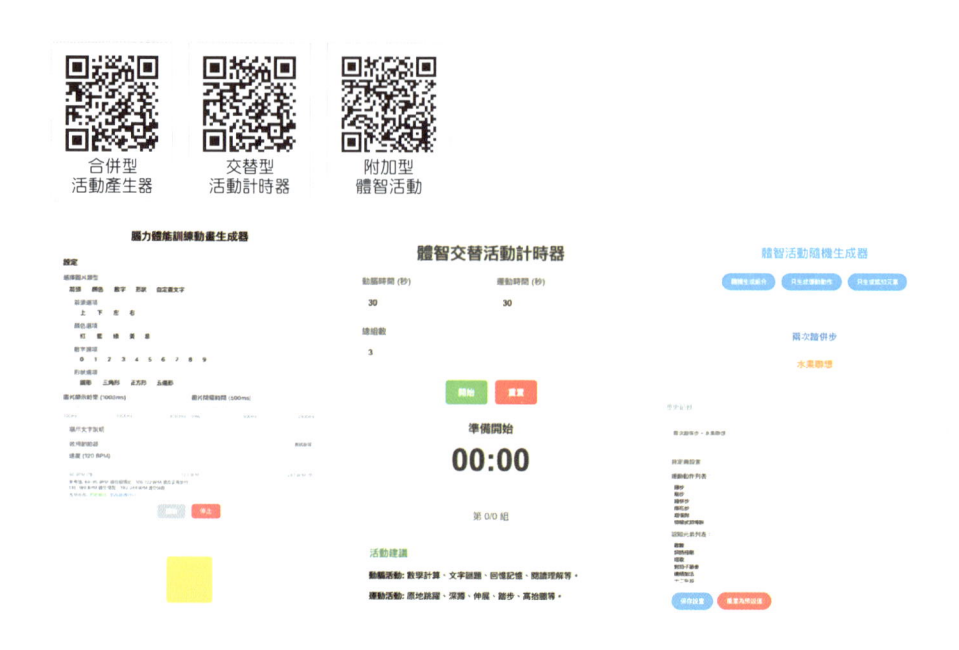

多媒體體智活動

　　以下分享我與鄭凱文職能治療師共同開發的多媒體體智活動。這些活動是我們利用 PPT 簡報轉製成的互動影片，適合各年齡層使用，特別適合團體活動進行。建議開啟聲音體驗，互動效果更佳。更建議大家掃描 QR 碼親自體驗這些活動，無論大人或小孩都能從中獲益。若想要調整難易度，可以調整影片播放速度，增加挑戰喔！

數字拍手

　　內容涵蓋注意力（看見紅色拍手）、記憶力（上一個顏色相同或上上個）、配對（顏色部分對應）、排序（若搭配

數數就會應用上）、線索（記憶及判斷有無符合相同顏色）等面向的設計，若您覺得拍手很簡單，可以在站立下執行深蹲動作，增加肌力的訓練及挑戰。

顏色大考驗

內容涵蓋執行功能（判斷字本身的顏色，抑制被文字影響）、線索（根據要求尋找最多顏色部分）等面向，若想增加難度，可以將手指比的方式，改成站立下，用手腳比來呈現，例如藍色舉左手、紅色舉右手、黑色抬起左腳、綠色抬起右腳的方式將行，挑戰平衡及記憶動作元素。

手腳大作戰

這個影片應用雙手雙腳進行，應用到配對（相同顏色）、線索（區辨是否符合相同顏色和手腳）、執行功能（抑制錯誤產生動作），適合團體進行，想嘗試難一點，可以加速挑戰看看喔！

跨中線手指操

用手指操來做體智的影片，需要動動你的手指，雙手更具挑戰和趣味。內容應用配對（做出一樣的手勢動作）、線索（觀察手心還是手背方向），也可以找另外一個人，一人負責右手、一人負責左手互相合作較勁喔！

活動分級設計與難易度調整

活動分級排列組合表

認知/體適能	簡 踏步	難 登階
簡 數12生肖	數12生肖 踏步	數12生肖 登階
難 倒著念12生肖	倒著念12生肖 踏步	倒著念12生肖 登階

這張圖表用「認知元素」跟「運動動作」的難易度組合，來設計適合不同人的體智活動。主要是提供一個框架，讓大家可根據自己的能力，靈活調整活動難度，達到最好的訓練效果。

活動分級 2X2 調整的概念

- 水平軸：體適能動作難度

  簡單：例如踏步，屬於低衝擊、容易做的動作，適合初學者或體能較弱的人。

  困難：例如登階，需要平衡與腿部力量，適合想要更多挑戰的人。

- 垂直軸：認知挑戰難度

  簡單：例如數 12 生肖，不需要特別記憶，任務很直接。

  困難：倒著念 12 生肖，增加反向記憶的挑戰，適合想訓練腦力的人。

組合應用

- **簡單認知 + 簡單運動**：數 12 生肖時踏步，適合剛開始或正在復健的人。
- **簡單認知 + 困難運動**：數 12 生肖時登階，適合體能不錯，但需要簡單認知刺激的人。
- **困難認知 + 簡單運動**：倒著念 12 生肖時踏步，主要訓練腦力，運動強度較低。
- **困難認知 + 困難運動**：倒著念 12 生肖時登階，是體智雙重的高強度挑戰，適合進階者。

實際應用

- **長者活動**：初學者可以從簡單組合（數 12 生肖 + 踏步）開始，幫助建立活動習慣。進階者慢慢嘗試困難組合（倒著念 12 生肖 + 登階）提升認知與體能。
- **復健訓練調整**：根據患者恢復情況，慢慢調整組合難度，避免挫折感。
- **團體課程運用**：課程中可以同時提供不同組合，讓不同程度的人都能參與。這個設計的核心理就是活動分級，目的不是要難倒別人，而是透過漸進性地調整組合認知和運動的體智難易度，為不同能力的人創造合適的活動方案。循序漸進地調整，才能讓人持續有參與的動機和興趣。大家可以靈活運用這個框架，提供適當的挑戰，讓參與者在活動中既有樂趣又有成就感。

踏步型體智活動應用

踏步型體智活動是一種在原地或行進間踏步，透過多元的步伐搭配和手部動作，就可考驗身體的體能與動作的協調。透過一邊運動一思考動作如何流暢產生，更進一步結合認知挑戰方式，讓活動更多元且豐富趣味。

這類活動模擬日常走路的節奏和舞蹈、有氧的步伐，並加入上肢協調動作，像是數數、聯想、加減運算等認知刺激，不只能動身體，也能活化大腦。由於活動設計簡單、彈性高，特別適合年長者、學童或需要客製化運動訓練的族群。

道具建議與踏步動作分級

在室內地板或戶外地面上，貼一條彩色直線，約長 3-6 公尺、寬 1-3 公分，參與者依線走路、踏步，能引導動作、維持安全距離，也可以當作認知挑戰的判斷線。例如：動作引導，可以確認身體站左邊還是右邊，腳步是否有跨越或踩線的定位；認知方面，往左邊走跨越線說一個水果，右邊走跨越線說一個蔬菜；或「左＋2、右＋1」的數學遊戲。

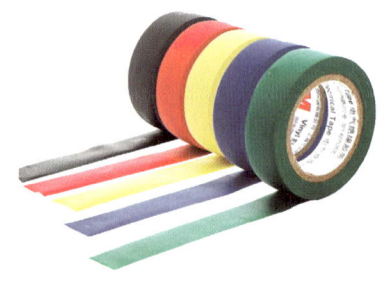

道具建議使用彩色直電火布或無殘膠直線膠帶。

踏步動作分級

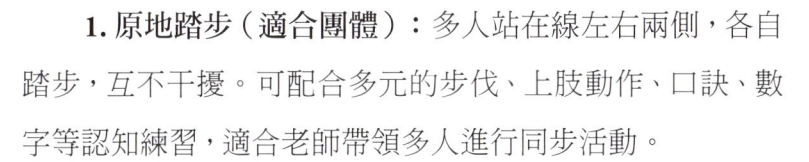

1. 原地踏步（適合團體）：多人站在線左右兩側，各自踏步，互不干擾。可配合多元的步伐、上肢動作、口訣、數字等認知練習，適合老師帶領多人進行同步活動。

2. 前進或側向踏步：跟著膠帶往前走或往側邊移動，可訓練下肢動作協調、平衡感與控制力，也能搭配上肢動作或認知任務，增加活動多元性。

3. 節奏踏步（基本節奏）：配合音樂或節拍器，例如設定每分鐘 100-120 拍，每拍一動作，有助於建立規律節奏感，增加活動的趣味性。

4. 進階節奏踏步（含 and 拍）：加入「and 拍」讓節奏變得更有變化，例如： 1-and、2-and，節奏中完成兩次踏步或拍手。1-and-2、3-and-4：或兩拍變化 3 連音動作設計，加強腦部反應和肢體敏捷度。

超慢跑型體智活動應用

超慢跑型體智活動是指在原地或沿直線移動時，以超慢跑的跑步節奏進行，進而搭配手部動作，融入大腦刺激，同時訓練體智。更進一步加入認知挑戰，例如數數、聯想、語言切換等，讓活動更豐富有趣，這種運動模式結合了低衝擊、變化度高的動作與大腦訓練，特別適合長者、成人與孩童等各群組鍛鍊。

道具與超慢跑動作分級

使用彩色直線膠帶在地板上貼一條直線，建議長度 3-6 公尺、寬度 1-3 公分，可在室內或戶外進行。讓參與者依照線條進行超慢跑或跑步，能引導動作、維持安全距離，也可以當作認知挑戰的判斷線。

超慢跑依難度分為三個等級，大家可依照自己的體能與協調能力來鍛鍊。

- **初階**—原地超慢跑：雙腳輪流輕抬，腳尖輕點地面，身體保持穩定、自然擺臂，強調輕盈步伐與穩定呼吸，適合初學者與年長者。
- **中階**—直線超慢跑：沿著彩色直線進行小步幅的慢跑，要求步伐穩定、視線集中，有助於訓練步態控制與專注力。
- **進階**—節奏超慢跑：搭配節拍器或節奏明確的音樂，建議設定為 140-180 bpm（每分鐘 140-180 拍），每一步對應一拍。熟練後也可挑戰更快節奏，訓練下肢反應與節奏掌握力。

日常線條的巧妙應用：讓操場跑道成為體智訓練的起點

日常生活中，我們身邊其實隱藏著許多可活用的訓練工具，例如操場上的跑道線條。無需額外設備，利用原有的直線、曲線標線，就能創造出多元化的踏步或超慢跑型體智活動，既方便又有效。

這些線條可作為「直線運動」的天然引導軌道，幫助我們在固定方向中練習身體協調與步態穩定性；也可設計認知任務，如每踏出一步就

說出一個水果，或在彎道處完成簡單的計算、拍手反應等。透過這種結合動作與思考的方式，不僅能提升運動表現，也能加強大腦的反應與認知靈活度。

這類活動設計不但容易上手，也能根據場地與對象自由調整難度，非常適合學校課程、社區活動，甚至長者健康促進課程中。讓每一次在操場上的行走，不只是單純的移動，更成為強化身心的訓練旅程。

繩梯型體智活動應用

繩梯是體能與認知訓練中常見且實用的工具，主要由多格塑膠框架與尼龍織帶組成，輕便、易收納，適合各年齡層進行步伐、敏捷、體智活動訓練。透過多樣的腳步排列方式，結合節奏與認知挑戰，有效提升參與者的步伐協調、空間感知、反應速度與大腦活化程度。

繩梯規格

- 格子長寬：每一格建議為 50×50 公分，符合成人與長者跨步長度，有助於標準化步伐訓練。
- 格子數量：常見繩梯長度包含 6 格、8 格或 10 格，可依據訓練空間與參與者體能狀況做彈性調整。
- 總長建議：一般訓練用建議長度為 3-5 公尺，可依場地寬度鋪設直線、L、或口字型等路徑。

- 材質選擇：使用穩固且不易滑動的繩帶材質，並定期檢查固定點是否牢靠，避免使用時移位。

一、繩梯踏步訓練應用基本步伐

- 基本操作：參與者依照指定順序進行踏步，如「右腳進、左腳進」，可設計為直行、側行或後退等動作模式，也可加入抬膝、踮腳、深蹲等功能性元素。
- 進階挑戰：搭配節拍器或音樂節奏訓練（120 bpm），提升節奏控制與下肢協調能力。
- 目標功能：增強步態穩定性、下肢肌力與運動節律感。

二、繩梯超慢跑訓練應用

- 基本操作：以連續小步、穩定核心的方式穿越繩梯，每格對應一步。保持步伐輕盈且連貫，並維持自然的手臂擺動。
- 節奏建議：建議搭配節拍器設定於 140-180 bpm，訓練節奏反應與心肺耐力。
- 進階挑戰：加入方向變換，如左右轉換、步伐變化或臨時指令，提升反應與動作切換能力。

三、繩梯認知搭配踏步／超慢跑訓練

附加型

- 設計方式：身體與認知任務同時進行，但互不影響。
- 範例：一邊繩梯踏步或超慢跑，一邊說出三個字詞語，如：紅豆餅、九層塔、太陽能。

合併型
- 設計方式：動作與認知間有條件反應關係。
- 範例：每當腳踏出格子時，就拍手一次，建立身體動作與認知輸出的聯動。

交替型
- 設計方式：身體動作與認知任務分開執行，輪流交替。
- 範例：完成一輪繩梯移動後，停下來回答問題，例如說出兩種能讓你放鬆的方法。再進行下一輪動作。

四色巧拼踏步訓練

　　四色巧拼是一種輕便、色彩鮮明的活動地墊教具，常見規格為每塊約 32×32 公分。建議使用紅、黃、綠、藍四色，依序鋪設為 2×8 矩形排列，共 16 塊。起初固定循環色序：紅→黃→綠→藍，有助於參與者建立規律與辨識。

　　也可以採用電火布，黏貼四色的繩梯子，選用不同的四種顏色黏貼即可。每個長寬皆是 50 公分，製作至少四個格子，每個顏色約 25 公分，也可以進行四色體智應用。

- 操作方式：依序踏上每塊巧拼，保持步伐節奏與重心穩定。
- 顏色對應動作：踏到紅色拍手一下，踏到綠色說一個蔬菜名稱。
- 訓練目標：促進下肢協調性、認知能力。

認知結合訓練設計

附加型

- 概念：身體與認知任務同步進行，但彼此無直接相關。
- 範例：一邊原地踩踏巧拼，一邊進行單字接龍。踏步時倒數 100 至 1。

合併型

- 概念：以某一顏色為「認知或動作」觸發條件，彼此相互關聯。
- 範例：踏到黃色→深蹲一次。紅色→說出一種水果。踏到藍色時進行「數字加 3」挑戰，其餘顏色維持踏步。

交替型

- 概念：運動與認知交替進行，訓練注意力切換與多工處理。
- 範例：每完成一次 2×8 走踏後，完成七巧板拼圖，再進行四色踏步。
  四色踏步 8 步→停下說出 3 個「天」開頭的詞→再繼續四色踏步。

進階挑戰：顏色編碼

- 建立色彩對應規則，例如：紅＝摸頭、黃＝做一個運動動作、藍＝加

法、綠＝記憶，設計多人互動模式或團體對抗賽。參與者必須依據所踩顏色立即完成對應任務，提升反應速度與執行功能。

坐姿踏步型的體智活動

坐姿踏步型體智活動是為了行動不便、平衡力較弱，或需要在有限空間內進行活動者所設計。無需站立，就可同時進行下肢運動與認知刺激，特別適合長者、輪椅使用者，以及人數較多的大型團體操作時使用。

活動特點

- **安全性高**：坐姿可穩定軀幹，降低跌倒風險。
- **空間需求低**：適合室內或空間狹小的場域。
- **群體可同步進行**：方便指令統一，利於團體帶領。
- **附加型設計**：運動與認知活動同時進行，但彼此無直接關聯。
  坐姿踏步時，同步說出主題詞彙聯想，如水果、交通工具。
  一邊坐姿開合跳，一邊倒數或進行詞語接龍。
- **合併型設計**：認知任務與運動動作之間具有條件反應關係。
  數到 3 的倍數，連續拍手 2 次。
  顯示特定方向卡片時改變點步方向或進行深呼吸。
- **交替型設計**：運動與認知活動分段、交替進行，訓練切換能力。
  踏步 10 秒→說出 3 個與「天空」有關的物品→ 繼續踏步。

帶領者喊「動」就踏步,「腦」就回答問題(如昨天吃了什麼)。

▌其他活動訓練設計

- **V 字型踏步水果語言切換**

  操作方式:雙腳同時向外打開呈 V 字型踏出,再收回中間原位。踏出時說出台語,回收時說對應華語。例如:踏出說「芭樂」(台語),收回說「芭樂」(國語)。

- **倍數條件反應向外踏步**

  操作方式:數數時遇到 3 或 5 的倍數,即向外踏步,其餘數字則原地踏步。例如:3、6、9、12 等數字,皆做向外踏步。

- **剪刀石頭布踏步挑戰**

  操作方式:每踏一步,同時雙手依序比出剪刀、布、石頭,連續進行。

  進階挑戰:雙人對戰,輸的人改變踏步方式,例如腳跟或腳尖踏步。

- **數字手勢搭配猿猴式超慢跑(2 → 8 → 6 → 3)**

  操作方式:猿猴式超慢跑時雙手依序比出數字手勢,連續進行。

  延伸與變化應用:搭配音樂或節拍器進行,效果更佳。也可納入互動式問題、團隊競賽設計,增加參與度與趣味性。

體智團康活動

體智團康活動融合了團體互動、身體動作與認知刺激，能促進人際連結與活化身心。這類活動不僅能提升我們的運動與認知表現，還能增進破冰互動與團隊合作精神，特別適合應用在學校、日照中心、社區據點或企業健康促進場域。以下為四個推薦主題與應用說明：

身體拍打體智活動

我們的身體其實就是最原始、最自然的樂器。不需要任何道具，透過拍手、跺腳、拍大腿、打胸口或彈指等方式，創造節奏和聲音，就能動出運動、打出節奏、玩出音樂、活化大腦。它不僅僅是一種表演形式，更是一種結合音樂、運動與認知的趣味體智活動。

活動設計應用

　　附加型

認知與動作同時發生，但彼此無直接關聯。例如：一邊雙手拍節奏加踏步，一邊說水果名字或進行詞語接龍。

一邊跟著節奏踏 V 字步，一邊從 0 進行連續加 3，或連續加 7 的認知活動。

合併型

認知與動作之間有條件反應，訓練即時切換與腦部靈活性。

最典型的身體拍打活動方式，根據節奏指令進行特定動作反應。例如聽到相關旋律或歌詞時，就進行手拍腿、拍手、彈指、跺腳等動作。例如唱捉泥鰍的兒歌時，唱到泥鰍時，雙手併攏做出泥鰍的動作。

交替型

動作與認知輪流交替進行。拍節奏 20 秒→停下，說出 3 個台灣地名→再繼續拍節奏。

「兔子舞」、「Seven Jump」等兒歌音樂都是很經典的案例應用，在副歌或特別旋律時，進行特定認知或體智活動，主歌時進行身體拍打。

這樣做，活動更順暢

- 從基本節奏，如 1 拍開始，慢慢加入複雜的「and 拍」與「三連音」的動作。
- 配合音樂或節拍器，幫助節奏穩定，也能提升記憶及趣味性。
- 利用圖卡、手勢口令，讓活動視覺化、易學易記。
- 適合用在長者團體、兒童教學、身心障礙團體或親子共玩活動。

延伸參考：影音資源

想學更多的話，可以在 YouTube 搜尋關鍵字，例如身體打擊（Body Percussion）、Percussion Rhythm Game、節奏遊戲（Rhythm Game）等。

疊杯體智活動

「疊杯」是一種結合速度、節奏與動作協調的活動，原本作為競技運動，廣泛應用在學校與青少年訓練中，也非常適合改編成體智活動，促進專注力、反應速度、雙側協調與手眼整合能力的發展。搭配節奏元素，如杯子舞，更能提升活動趣味與認知挑戰性。

活動規則

- 疊杯活動使用專用杯子（Speed Cups 或塑膠杯），依照指定的動作組合完成「堆疊」與「收回」的動作流程。常見的動作組合包括：
  3-3-3：3 組 3 個杯子，依序疊起與收回。
  3-6-3：中間 6 杯兩邊 3 杯的組合。
- **循環賽制**：這是進階玩法，包含 3-6-3 → 6-6 → 1-10-1 三段流程。

活動應用設計

附加型

- 一邊進行疊杯，如 3-3-3，一邊口說九九乘法、倒數數字等語言任務。
- 疊杯時播放音樂，一邊進行一邊唱歌，增加趣味與節奏穩定性。

合併型

- 每放下一個杯子就需說出一個聯想詞，例如題目為「天上飛的東西」，邊堆杯子邊說出「飛機」、「老鷹」、「熱氣球」。
- 或特定杯子顏色出現時，需拍手或說出此顏色的聯想物品，建立

條件反應。

交替型

- 完成一輪疊杯後停下來，進行詞語接龍或聯想遊戲，再繼續下一輪。
- 雙人搭配：一人疊杯、一人數字成語聯想，完成後互換角色。

趣味延伸玩法：結合杯子舞更有趣

想讓疊杯更有趣味或節奏，可搭配電影「歌喉讚」的杯子舞，進行節奏拍擊訓練。團體接力、團體或個人進行都可，非常適合用來破冰和營造團體氣氛喔！

團體團康：圓圈體智活動

團體圓圈活動是一種融合動作、語言與協作的體智團康，適合在有限空間中激發互動與趣味。透過規則指令與身體運動結合，能有效訓練我們的反應力、方向感、注意力與群體節奏協調能力，特別適用促進長者健康、兒童團體遊戲、企業團隊破冰等情境。

圈圈圓圓，動起來｜數字代碼做動作

活動方式：參與者手牽手圍成一圈，依照帶領者唸出的數字指令進行對應動作，每個數字代表一種動作：

1：往前踏一步（右腳→左腳）。

2：往後退一步（右腳→左腳）。

3：往右踏一步（右腳→左腳）。

4：往左踏一步（左腳→右腳）。

5：抬起右腳一次。

6：抬起左腳一次。

進行方式：帶領者唸出一串數字，例如：「1、2、3、4、5、5、6、6」，參與者依序完成對應動作。

進階玩法：倒序挑戰

熟悉基本動作後，可以加入「倒著做」的記憶挑戰。例如帶領者唸：「1、5、3、6、6」，大家要照著「倒過來」的順序執行：「6、6、3、5、1」。這不只是考記憶，還考驗大家的團體默契。

進行方式

- 所有參與者圍成一圈站好或坐在椅子上，帶領者隨機唸出一串「電話號碼」當作挑戰題目，例如：「2、3、7、1、8、2」。
- 所有參與者在聽完號碼後，「用腳在空中寫出數字」。
- 單數（1、3、5、7、9）→用右腳在空中寫數字。
- 雙數（0、2、4、6、8）→用左腳在空中寫數字。

進階玩法：接力撥號挑戰

- 指定一位起始者，例如：「頭髮最長的人開始」，由他先用腳「寫出第一個數字」。

- 接著依順時鐘方向，由下一位寫第二個數字、再下一位寫第三個數字……直到整串號碼完成。
- 看哪一組最先「正確撥完整支號碼」。

Tip

- 可加入趣味元素，例如：「撥號成功就一起大喊：喂！您好，我要找ＸＸＸ。」，ＸＸＸ就站起來增添氣氛。
- 數字可以從 6 位數延長到 10 位、12 位，或換成「生日」等變化。

圈圈記憶動作接龍｜越記越多，越動越靈活

活動方式：全體參與者圍成一圈站立或坐在椅子上，每人輪流創造一個動作，並依序記住前面所有人的動作內容，完成「動作＋記憶」的身體接龍遊戲。

進行方式

1. 第一位參與者先創造一個簡單的動作，例如「拍手 2 下」，全體一起做一次。
2. 接著下一位參與者創造第二個動作，例如「雙手舉高」，全體要依順序完成「拍手兩下 → 雙手舉高」。
3. 依此順時針繼續進行，每人依序新增一個動作，並帶領大家完整做出所有累積的動作順序。
4. 可選擇加入口語元素，例如邊做動作邊喊水果名稱，讓動作與語言認知一同參與。

進階玩法

每一新增的動作要搭配一個特定主題,如動物名、生活物品等,一邊做下巴抬高動作一邊說「長頸鹿」。如果做錯了沒關係,就帶領大家抬起腳跟一起跳一下,有趣又增加互動。

主題分辨圈圈挑戰｜跟對方向,動起來才算數

活動方式

參與者圍成一圈站立或坐下,可手牽手增進互動感。由帶領者唸出不同「主題詞」,大家需判斷詞彙的分類,判斷後做出肢體動作。主題設定與動作搭配,可依需求更換。

進行方式

帶領者唸出題目,例如:「蘋果」、「塑膠袋」、「魚」、「狗」、「洗衣機」……。參與者需快速判斷其所屬分類,並做出對應的動作。

主題範例	類別一	動作A	類別二	動作B
健康與不健康食物	健康食物	舉雙手過頭	不健康食物	手放下、原地不動
有生命 vs 無生命	有生命的東西	右腳往前踏一步＋舉手	無生命的東西	左腳往後踏一步＋手放下
動物棲地分類	陸上動物	原地蹲兩下	水中動物	原地轉圈一次
顏色分類	暖色系（紅橘黃）	拍手＋右腳踏步	冷色系（藍綠紫）	舉手＋左腳踏步

進階玩法

加入模糊選項，讓判斷更有挑戰性，例如：「熱狗」是食物還是狗？「海馬」是陸上還水中生物？

或配合音樂節拍進行動作，加快出題速度，訓練節奏感與反應力。

運動遊戲：結合運動與遊戲的互動式體驗

運動遊戲（Exergame）又被稱為「互動健身遊戲」，是結合運動（Exercise）與遊戲（Game）的互動體驗。這類遊戲的魅力在於，**玩家不是用手拿搖桿，而是靠身體動作來操作遊戲**，一邊玩一邊流汗，且遊戲化的設計讓認知思考更具動機與持續力，達到體智活動的目的。運動遊戲的形式多樣，從早期簡單的跳舞機，到現在可以偵測身體動作、心跳節奏甚至虛擬實境（VR）的裝置，都讓運動變得更生動、更多元。

跳舞機可說是台灣人記憶中最早、最經典的互動體感運動遊戲（Exergame）之一。這款遊戲在 1990 年代末期風靡全台遊樂場，吸引無數青少年站上有四個方向箭頭的跳舞墊，跟著節奏踩出畫面指示的步伐。當時還有家用版，讓大家在家裡就能用專屬踏墊玩體智。當時的電音舞曲的經典音樂如「Butterfly」也成為許多人心中難忘的青春旋律。

現在的運動遊戲更進步了，以 Nintendo Switch 為例，就推出了許多深受歡迎的體感健身遊戲，像是：

Ring Fit Adventure：結合彈力圈與腿部感測帶，玩家需透過跑步、深蹲、舉手等動作來過關，非常適合家庭健身選擇。

　　Just Dance：看螢幕跳舞、跟著節奏動起來，不僅娛樂也能做有氧運動，適合家庭、團體、甚至長者活動。

　　Nintendo Switch Sports：模擬網球、保齡球、羽球等運動，可增進協調性與手眼反應，非常適合親子、三代間一起運動互動。

　　Fitness Boxing：隨著節拍出拳，能強化核心肌群與心肺耐力，是居家健身族的最愛。

運動遊戲和體智活動的異同

　　雖然運動遊戲和體智活動都強調結合運動與認知，但兩者在設計概念、應用方式上仍有些許不同。

項目	運動遊戲	體智活動
核心目標	運動＋娛樂	運動＋認知
特色	科技互動、有趣好玩	訓練注意力、記憶力、執行功能等認知能力
執行方式	需透過遊戲設備與感應器	不需科技設備，可依照空間與人數設計活動

　　運動遊戲最大的魅力，就在於它把「運動」變得不再枯燥，而是像「玩遊戲」一樣有趣。透過遊戲化的設計，加上視覺回饋、得分機制等元素，讓原本不愛動的人也願意主動參與，甚至持續挑戰、樂在其中。

這也是我們在設計認知活動時可以借鏡的重要概念：**如何讓「訓練變成更好玩」**，讓參與者在不知不覺中也訓練到認知，但卻不覺得累，也不容易放棄。因此如何讓人玩得開心、願意重複、甚至主動挑戰，才是最理想的「體智促進設計」。這也是體智活動最大的價值所在。

體智訓練 vs. 體感互動遊戲

前面說了那麼多的訓練方法，到底該怎麼動、怎麼想才最有效？2021 年發表於《老化研究評論（*Ageing Research Reviews*）》的一項系統性回顧與網絡統合分析就針對這個問題做了一次深入的解答。這項研究整理了多項隨機對照試驗，比較了不同體智活動模式的效果，包括同時型體智訓練：運動與認知同時進行。順序型體智訓練：先運動，再動腦。互動遊戲訓練：靠著感應動作進行遊戲。單一訓練：只做運動訓練或只做認知訓練。下面這個表格就能清楚看出：同步型體智訓練最全面，不只鍛鍊身體，連大腦也同步提升。順序型訓練雖然不是同時進行，但效果也相當顯著。

為什麼同時型體智訓練效果最好？原因可能就出自於我們日常生活的活動需求，生活中的大多事情其實就是「動中想」或「想後動」的結合，例如外出時，我們要一邊走路，一邊注意身旁的人或物；在家要邊動作整理，還要思考如何分類規劃，這些都是「同步」的體智整合。當我們用體智活動訓練模擬了這些情境，不僅僅強化身體及腦部運作，也幫助我們在生活中更靈活地應對各種挑戰。

項目	Exergame	體智活動
設計概念	運用科技感應設備，讓玩家在遊戲互動中進行運動	以日常動作與認知訓練結合，透過身體動作來刺激大腦
互動方式	透過控制器、感測器、燈光標誌等進行互動	依靠肢體動作與認知挑戰結合，無須科技輔助
應用場域	電子遊戲環境、如家中、健身房、娛樂中心	復健中心、學校、長者活動據點、運動訓練場
訓練重點	以遊戲吸引力提升運動參與度，提高運動表現	強調動作與認知的同步訓練，加重雙重任務
適用族群	兼具娛樂與健身，一般大眾皆適用	銀髮族、復健患者、專業運動員等特定族群

訓練類型	認知提升	體能提升
同時型體智訓練	★★★★	★★★★
順序型體智訓練	★★★	★★★★
單一認知訓練	★★★	★
單一運動訓練	★★	★★★
互動遊戲	★★	★★

同時做不到，順序也能幫上忙

不是每個人都能馬上做到「邊動邊想」，特別是體力稍弱的長者、或是注意力容易分散的兒童，一開始可以選擇順序型體智訓練：先運動，再動腦。另外這種「先運動、再動腦」的方式，不只安全，也能讓身體處

於「預熱後」的狀態,讓大腦開機更有學習效果、更有能量與動力,可幫助我們學習、工作表現、生活獨立,就算早上運動、晚上認知,也比單一訓練來得有效。

體感互動遊戲是「起點」,不是「主菜」

體感遊戲這些互動型工具確實能讓人「動起來」,但它們的訓練效果通常不如同步型或順序型的體智訓練,最好的方式,是把它們當作引起興趣的暖身工,當作為提升參與度的「起點」。

動腦＋動身,不是喊口號。這項研究的重點提醒我們,不是「有動就好」,而是「動得對、動得巧」才最有價值。當我們為自己或他人設計活動時,與其問「今天要訓練什麼」,不如思考「今天要讓大腦和身體一起做些什麼?玩些什麼?」,可參考以下建議:

- 優先推薦同時型體智訓練。
- 順序型也是好選擇。
- 活動設計上最好要兼顧認知與身體訓練。
- 循序漸進、穩定執行才是長久之計。

多元且趣味的體智活動

方塊踏步運動:結合身心健康的創新訓練模式

方塊踏步運動(Square-Stepping Exercise,

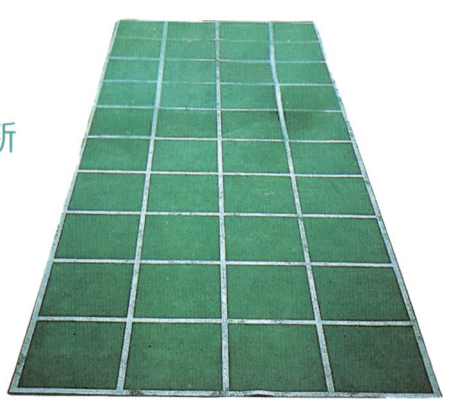

SSE）是一種結合身體活動與認知訓練的室內團體運動，2006 年由日本筑波大學學者開發。這項結合科學性與趣味性的創新運動，不僅提供了身體與大腦的雙重訓練，也提供了一個促進社交互動的機會，讓我們在輕鬆的氛圍中提升健康與生活品質。

方塊踏步動作參考圖

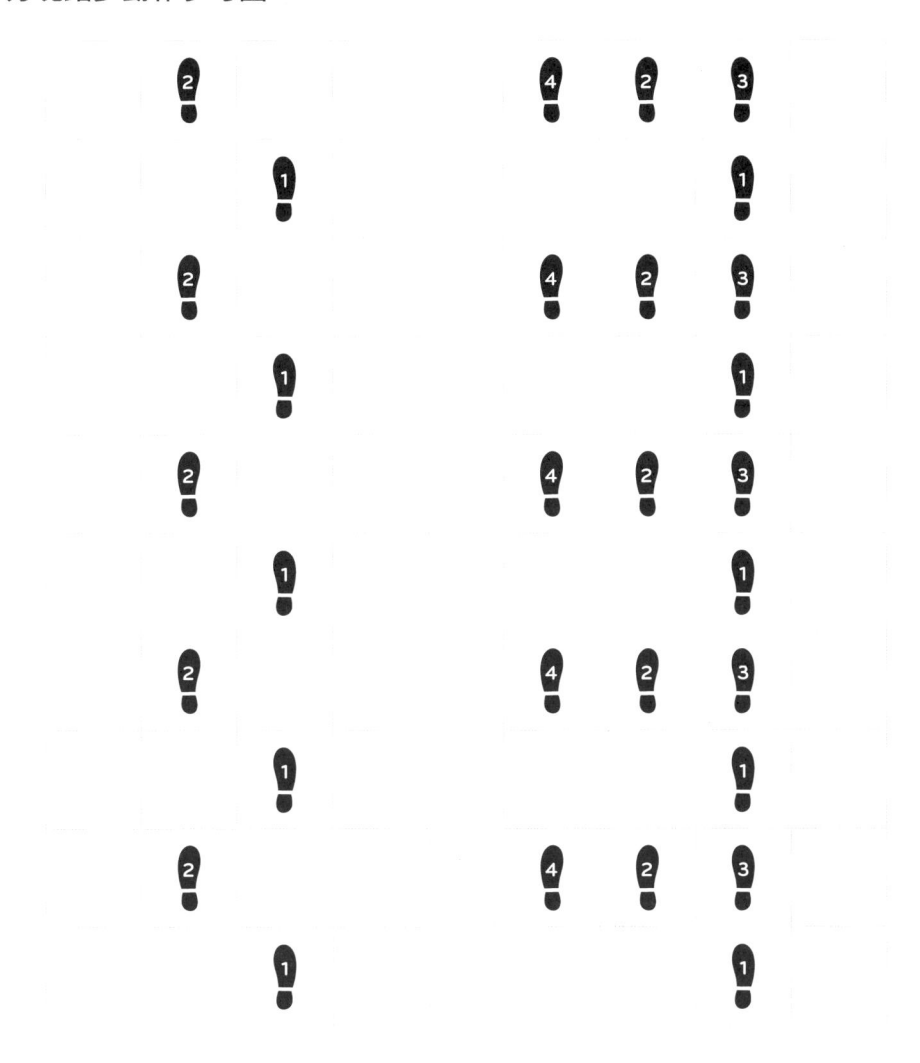

方塊踏步運動近年來逐漸在台灣受到重視，許多專業人士也參考日本經驗，設計出更貼近台灣長者需求的應用模式。並成立了臺灣方塊踏步運動協會，推廣此項運動與證照研習。2018 年，我曾參與培訓，也非常鼓勵民眾參與學習。

方塊踏步運動是容易上手的運動方式，透過簡單且多變的步伐模式，可強化下肢肌力、提升平衡感，並促進認知功能，適合在社區、健身房或家庭中實施，只需一塊踏墊就可開始訓練。如果沒有地墊，也可用膠帶在地板上劃出方格作替代，是預防跌倒與延緩認知衰退的理想選擇。

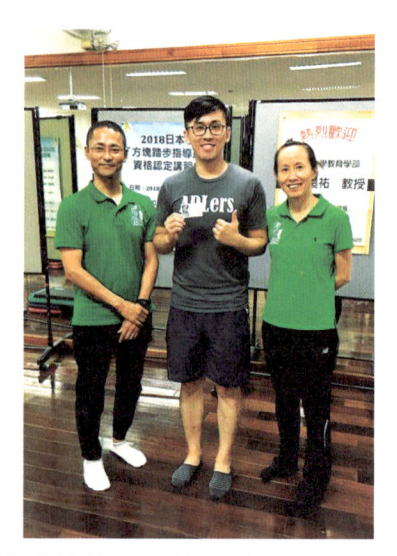

STAR 節奏踏步：結合音樂與運動的全新訓練方式

隨著運動與健康概念的普及，結合音樂與運動的訓練形式正逐漸成為全球趨勢，其中，由日本岡山縣美作大學副教授津田幸保先生創立的 STAR 節奏踏步（Rhythm Step），透過音樂節奏與步伐動作的整合，提升我們的節奏感、協調性與平衡能力，並為健康促進提供了全新的思路。

津田幸保教授在大學時期，不僅是一名優秀的田徑選手，還是一位街舞舞者。他發現街舞中對節奏的把握不僅能提升舞蹈表現，還能應用在運動中，幫助運動員強化協調性與節奏感。基於這一理念，他開發

了 STAR 運動節奏訓練，並在 2010 年成立了相關協會。經過多年推廣，STAR 節奏踏步訓練在日本廣受歡迎，並逐漸走向國際舞台。2023 年，我也在在台灣完成研習，非常鼓勵大家去學習這項運動訓練方式。

訓練內容與特色

STAR 節奏踏步的訓練設計以音樂為核心，透過簡單的直線道具，結合多樣化的步伐動作，使運動過程充滿樂趣。參與者隨著音樂節拍進行跳躍、踏步等動作，從簡單的基本步伐到複雜的組合動作，訓練的難度會隨著參與者的熟練程度逐漸增加。

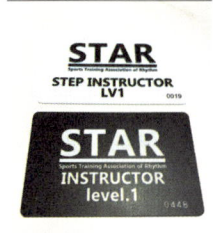

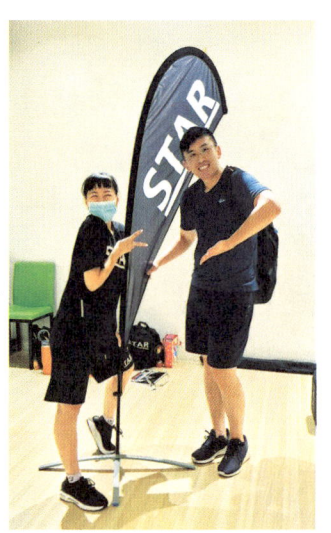

- **結合節奏與動作**：參與者需根據音樂的節拍進行步伐練習，強化節奏感和身體的協調能力。
- **多樣化的訓練模式**：從單純的左右踏步到跳躍、轉身等複雜動作，逐漸提升挑戰性。
- **趣味性與互動性**：訓練過程充滿樂趣，特別是在團體環境中，參與者之間的互動能增強社交連結。此外，該訓練強調「節奏＋踏步或跳躍＝開心」，讓參與者在享受音樂的同時，體驗運動的快樂，進一步增強身心健康。

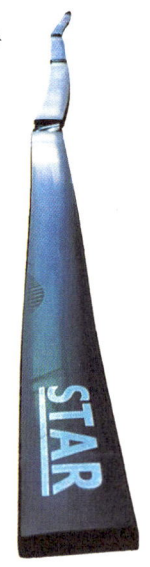

適用對象與多元益處

研究顯示，STAR 節奏踏步能增強下肢肌力、改善姿勢穩定性，並透過步伐與音樂結合的認知挑戰，刺激大腦的專注力與記憶力。同時，做為團體運動，還能增強心理健康與社交能力。因此適合所有年齡層，從兒童到銀髮族都能從中獲益。

- **兒童與青少年**：透過訓練提升手腳協調性，增強專注力與節奏感，能提升運動表現與學習能力。
- **成年人**：幫助改善平衡能力、減輕壓力，並促進心肺健康，是理想的健身選擇。
- **銀髮族**：透過強化下肢肌力與平衡感，有效降低跌倒風險，並提升日常生活的自理能力。

國際推廣與台灣的發展

STAR 運動節奏訓練自日本起源後，已推廣至加拿大、韓國、台灣、香港及澳門等多個國家和地區。2019 年，台灣的李毓仁先生引進 STAR 節奏踏步，開始在台灣推廣和培訓。此後，STAR 節奏踏步逐漸成為台灣各大健康促進課程中的熱門活動，適用在社區據點，也廣泛運用於學校、企業與養護機構。特別值得一提的是，日本知名音樂團體放浪兄弟也將 STAR 訓練融入他們的日常訓練計劃，進一步提升了其國際知名度。

STAR 節奏踏步結合了音樂與運動，為健康促進與娛樂結合提供了新的可能性。這項運動不僅是一種提升身體功能的方式，更是一種享受生活的態度。

跳格子：趣味的體智科技遊戲

隨著市場需求的多樣化，體智活動的品牌日益增多，其中「閃動格子」和「方塊格子」等品牌在休閒娛樂市場上備受關注。這些品牌透過結合身體運動與認知挑戰的科技互動遊戲，提供嶄新且趣味十足的體驗。

遊戲空間融合感應式LED地磚與動態聲光系統，風格受到賽博龐克（Cyberpunk）文化啟發，呈現出霓虹燈光與科幻未來感風格的沉浸式體驗，最初在國外流行，隨後引入台灣，並逐步發展出如「閃動格子」、「跳動格子」等本土品牌。這些遊戲透過地面感應技術、燈光與聲音回饋系統，讓參與者在動態環境中進行即時反應與決策，達到身心並用的體智訓練效果。

這類體智活動適合各年齡層，特別適用尋求新穎刺激團體活動的朋友、情侶、同事團隊或家庭成員。透過這些互動遊戲，不僅能提升身體協調性、反應速度與專注力，還能增進團隊合作能力。此外，這些遊戲透過積分、排行榜、關卡挑戰等方式，強化使用者的沉浸感，使人更容易投入，享受運動帶來的樂趣，並激發競爭與合作的動機。

這類活動適合推廣至教育、企業團隊建設及健康促進等多元場域，為現代社會的健康與互動帶來更多可能性。

BlazePod：
結合科技與運動的智能體智訓練系統

BlazePod也是一款創新的體智訓練設備，透過五顏六

色的視覺提示，提升使用者的反應速度、敏捷性和整體運動表現。其核心組件為由 BlazePod 應用程式控制的智能感應燈（Pods），這些燈光裝置可發出多種顏色的光訊號，誘發使用者進行特定的動作反應。此裝置已被廣泛應用在各種專項運動訓練、治療復健、健身計劃和銀髮體適能中，幫助使用者同步提升身體與認知能力。

- **多樣化的訓練模式**：BlazePod 應用程式內建超過 220 多種活動，使用者也可根據需求自訂訓練方案，針對特定技能進行強化。
- **即時反饋與進度追蹤**：透過應用程式，使用者可以獲得即時的表現反饋，並追蹤長期進步情況，設定目標並持續挑戰自我。
- **多用戶管理與競賽**：BlazePod 支援多名使用者同時參與訓練，並提供排行榜功能，促進競爭及合作，提升訓練動力。
- **便攜性與易用性**：BlazePod 設計輕巧，易於攜帶，且安裝簡便，適合在各種環境中使用，滿足不同場景的訓練需求。

Exergame Fitness 科技遊戲健身房

　　Exergame（Exercise + Game）是結合遊戲與運動的互動式鍛鍊方式，透過數位科技提升運動體驗。Exergame Fitness 進一步發展為專門的健身房或運動中心，提供多種數位化的體能與認知訓練設備，讓參與者在遊戲化環境中進行運動，增強體適能的同時，也能刺激大腦，達到健腦健身的雙重效益。

　　在歐美、日本與韓國，Exergame 健身房已經成為新興的運動趨勢，

例如美國的 Exergame Fitness 目前是全球頗具代表性的健身體智產品品牌之一，專門提供互動式運動設備，並為健身房、學校、醫療復健中心等場域設計創新的運動遊戲方案，像是類似 Switch 體感遊戲 iWall、反應燈牆（T-Wall）、互動光影運動場（Lü Interactive Playground）等，在台灣緯創醫學科技也開發一套，結合體感互動與遊戲化設計的認知復能系統「樂復影」，應用於多個長照機構與社區單位，獲得良好的反響。

優力勁聯開發的「Uniigym 智慧體感健身平台」，也相當出色，至於力打造「遊戲化」與「大眾化」的健身體驗。

- **互動科技設備**：運用體感偵測、動態光影、虛擬實境（VR）、智能感應燈等設備，使運動過程更加沉浸式。
- **遊戲化運動設計**：設計目標導向的任務，例如擊中目標燈光、完成動作挑戰、闖關競賽等，提升運動動機。
- **團隊競技與社交互動**：許多 Exergame Fitness 設備支援多人競賽模式，鼓勵社交運動，提高參與者的持續性與挑戰性。

SwitchedOn：結合認知與運動的體智訓練 App

SwitchedOn 是一款透過手機螢幕或平板顯示視覺、聽覺提示，並結合即時運動反應的應用程式，是專為運動員、健身愛好者、復健患者和高齡族群設計的體智訓練 App。它利用隨機顏色、數字、符號等刺激，要求使用者快速判斷並執行相應的動作。例如：當出現藍色時向左移動，紅色時向右移動（反應訓練）。顯示「Jump」時進行跳躍（動作決策）。顯示不同形狀時，進行指定步伐（視覺辨識與運動組合）。

這類型訓練模擬真實運動場景中的決策需求，例如球員在比賽時需快速應對變化、高齡者在日常行走時需即時反應障礙物，因此 SwitchedOn 特別適用於運動訓練、復健訓練、長者體智訓練與一般健身應用。

- **運動表現提升**：足球、籃球、網球、拳擊等運動員，可利用 SwitchedOn 進行動作與決策訓練，提升比賽中的臨場反應能力。例如：足球選手可設定「紅色＝右腳傳球，藍色＝左腳傳球」，在變化環境中鍛鍊決策速度。
- **體適能與健身訓練**：健身者可透過 SwitchedOn 在跑步、重訓、功能性訓練中加入認知挑戰，例如「深蹲時需根據顯示的數字倒數，再站起來」。
- **高齡者與復健應用**：SwitchedOn 可應用於步態調控、反應訓練、預防跌倒，適合高齡族群與帕金森氏症患者進行雙重任務訓練。例如：「當螢幕顯示紅色，則停止前進；綠色則繼續行走」，幫助長者提升步行穩定性。

　　App 免費版有顏色、箭頭、方向等提示可使用，想要更豐富刺激元素使用的讀者，可以考慮購買，或者參考我前面設計的體智網頁程式，嘗試應用在訓練當中。

Chapter 4

體智活動訓練的真實效果：成功案例分享

體智活動訓練已廣泛應用在不同年齡層與健康狀態的族群，從一般長者、衰弱長者、失能長者，到神經退化疾病患者，如失智症、巴金森氏症，也適用於兒童與上班族。本章節將探討不同族群的體智活動設計與應用，並分享成功案例，說明如何透過訓練提升日常生活能力、增強認知表現與運動表現。

長者的體智訓練應用

根據長者的健康狀況，體智活動訓練可分為三種應用模式，適用於一般長者、衰弱長者、失能長者，並可依據個別需求進行調整。

一般長者

案例：75 歲的王女士，退休後希望維持身心活力。
問題點：體力尚佳，但擔心認知功能下降，偶爾忘記物品放置位置。

訓練設計

- **踏步體智訓練**：在操場，利用地面線條進行規則踏步，搭配多元多變的踏步或超慢跑動作進行。
- **雙重任務體智訓練**：超慢跑搭配詞語聯想接龍，或雙手比「剪刀、布、石頭」的變化進行。
- **節奏訓練**：使用節拍器或節奏音樂調整步伐節奏，配合踏步、拍

手、口述數字或歌唱，提升專注力與動作協調性。

改善效果

- 參與 3 個月後，王女士反應變快、記憶力提升，日常行走更加靈活，甚至能更快應對突發狀況。

衰弱長者

案例：82 歲的張先生，容易疲勞且行走不穩
問題點：下肢肌力下降，行走時需扶助器具，對環境變化適應力較低。

訓練設計

- **簡化版步態體智訓練**：坐姿進行簡單的踏步運動，搭配記憶遊戲，或主題聯想。
- **節奏型運動訓練**：使用音樂節拍輔助簡單步伐，如「每 4 拍前點一步，或數到 3 的倍數時拍手」。
- **目標導向動作訓練**：執行做到站運動，如「站起來時說出一種水果」，加強動作計畫與反應能力。

改善效果

- 8 週後，張先生走路更有力量，且能減少對扶手與輔具的依賴。

失能長者

案例：85 歲的李奶奶，因中風導致偏癱，需輪椅輔助。
問題點：手腳協調能力下降，缺乏參與日常活動的信心。

訓練設計

- **合併型體智訓練**：透過 Blazepod 感應設備，進行手部反應敲擊遊戲，同時腳步踩踏訓練，加強視覺與動作協調。
- **站姿移動體智整合訓練**：上肢使用輔具，搭配下肢腳步移動，跨越障礙物訓練。等更進步後，手部進行移動物品，搭配下肢移動，或根據節奏進行下肢踏步訓練。

改善效果

- 參與訓練後，李奶奶能更穩定地在室內移動，可搭配輔具外出。並且更願意與家人互動，減少社交孤立感。

失智症者

案例：78 歲的林先生，罹患輕度阿茲海默症，經常重複提問，對新環境容易迷失方向，家屬擔心爺爺體智逐漸退化。
問題點：注意力、記憶力及體能退化下降，生活規劃能力減弱，常常忘記事物或迷路。

訓練設計

- **空間導向與記憶訓練**：在室內使用四色巧拼設計的「方向路線圖」，進行按順序踏步、顏色認知任務踏步遊戲，加強空間記憶與體智挑戰。
- **情境式雙重任務訓練**：模擬日常生活，如「一邊踏步一邊說話或唱歌」、「丟沙包到對應顏色籃子，並說出顏色名稱」，結合認知與動作練習。
- **感官整合認知訓練**：結合音樂與懷舊歌曲的坐或站姿踏步活動，鼓勵唱歌與節奏配合動作，提升情緒與互動動機。

改善效果

- 林先生在參與訓練 6 週後，日常對話中重複次數減少，與照顧者的互動增加，也更願意主動參與規律性的體智活動，延緩退化，生活品質提升許多。

巴金森氏症者

案例：76 歲的陳伯伯，罹患巴金森氏症第 2 期，行走時動作僵硬，時有凍結步態，起步困難。

問題點：動作啟動遲緩、步態不穩，偶有瞬間無法行走的卡住現象，導致跌倒風險上升。

訓練設計

- **節奏引導步態訓練**：利用節拍器或音樂節奏進行超慢跑或踏步訓練，強化外在節奏對動作的引導效果。
- **視覺提示體智訓練**：地面貼上線條或彩色指標，指引其沿線行走、跨越，並配合語言挑戰，如報數、命名，訓練「看著走」的模式。
- **雙重任務訓練**：一邊踏步一邊操作手部任務，如拍手或指令反應遊戲，改善單一任務卡住的情況。

改善效果

- 陳伯伯參與 12 週後，步伐變得較有節奏感，凍結現象減少。在照顧者引導下能較順利起步與轉彎，跌倒風險降低，也增強了對日常活動的信心。

兒童的體智活動應用

一般兒童的體智訓練

問題點：專注力較低，學習時易分心。
　　　　動作協調性發展尚未成熟，影響體能與反應能力。

訓練設計

- **遊戲式體智活動**：如「跳格子記憶遊戲」，孩子需依順序跳格子

並記住步驟，提升專注力與反應速度。
- **動作與計算結合**：如拍球時倒數計算，提升數字概念與動作協調。

改善效果
- 經過規律訓練後，兒童的學習專注力顯著提升，並展現出更佳的動作協調與運動表現。

過動症（ADHD）兒童的體智訓練

問題點：注意力分散，難以維持靜態學習。
　　　　　運動計畫能力較弱，容易動作衝動與干擾他人行為。

訓練設計
- **體智挑戰賽**：參考規則變化的跑跳遊戲，例如「聽到 3 就暫停、聽到 5 就跳一個、聽到 8 就跑起來」，提升抑制力與規則遵循。
- **穩定性訓練**：使用節拍器進行踏步、拍手、擺臂等節奏動作，協助建立行為節律與動作控制能力。

改善效果
- 透過動態遊戲訓練，ADHD 兒童能在活動中學習自我控制與專注，進而改善行為與團體互動表現。

▶ 上班族的體智訓練應用

問題點：長時間久坐，導致肩頸僵硬、身體活動不足。
多工壓力影響注意力與情緒穩定性。

訓練設計

- **桌邊四肢協調操 × 體智微運動**
  坐站進行四肢協調操，雙手執行一個動作，搭配下肢執行一個動作。或者體智「交叉膝碰肘＋倒著數數」，或「軀幹延伸＋認知聯想」。這些動作都能活化注意力與身體功能，適合空檔時間進行。

- **節奏引導 × 超慢跑體智訓練**
  站姿進行原地或直線超慢跑，搭配節拍器或音樂節奏，加入手部指令動作，如手指操、舉手、拍手，或配合語詞聯想。

▶ 體智活動 × 誘惑綑綁法：打造身心一致的健康習慣

當我們在設計體智活動時，不妨也善用「**誘惑綑綁法**」這項實用策略，讓感覺有點困難或枯燥的訓練，變成生活中自然又愉快的一部分。這個方法由行為經濟學家凱瑟琳・米爾克曼（Katherine Milkman）提出，核心概念是把「你知道該做，但總是拖延的事」，與「你喜歡做，但覺得有罪惡感的事」結合起來。透過這樣的綑綁，我們會更有動力、更容易

持續下去。

舉例來說，你平常總覺得沒時間運動，但很愛追劇；就把追劇時間規定為：只能在原地踏步或做超慢跑的時候看。又或者你總是在搭車、等人時滑手機；就加個「手指操」訓練，讓手指靈活起來，也讓大腦跟著動起來。以下是生活中隨手可行的活動設計：

- **邊聽 podcast 邊做超慢跑**：將喜歡的節目變成專屬運動時間的限定收聽，養成每日運動習慣。
- **邊看電視邊做手指操或四肢協調操**：無需離開沙發，就能輕鬆訓練大腦與身體的協調性。
- **搭車時，不要滑手機，做「吉祥話手指操」**：不知不覺中就完成了一輪指尖靈活訓練。
- **陪伴孩子寫功課時，做簡單坐姿踏步＋接龍訓練**：一起培養良好的學習儀式感，也為自己爭取運動與腦力刺激的時光。
- **每天早上用最愛的音樂搭配猿猴式超慢跑**：音樂是誘因，節奏跑步是養成目標，日復一日不覺得枯燥。

凱瑟琳・米爾克曼的研究告訴我們：「動機不需要等到有了才開始行動，而是可以透過結合設計，主動創造。」體智活動正是一種能夠結合認知刺激與身體運動的最佳載體，只要你願意小小調整，就能讓「應該做」的事，變成你「期待做」的日常。

就像前美國第一夫人愛蓮娜・羅斯福（Eleanor Roosevelt）說過的：「快樂不是一個目標，它是踏實人生的副產品。」當我們將健康習慣融入

日常生活，踏實地執行這些體智活動，快樂與健康便會如同副產品般，自然而然地出現在我們的人生中。透過這種身心一致的生活方式，我們不只是在追求健康的目標，更是在創造一種充實而平衡的生活態度。

連連看
答案

1 連 1
2 連 2
3 連 3
線不可交叉
不可重疊
不可繞到框外

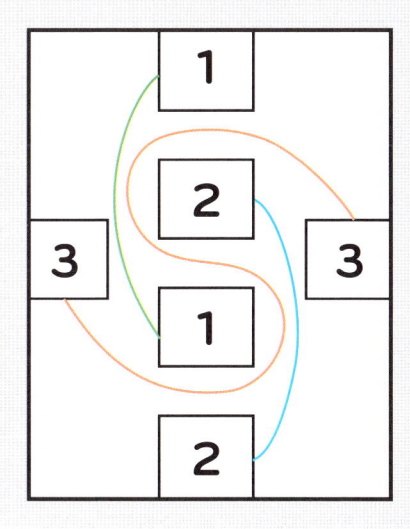

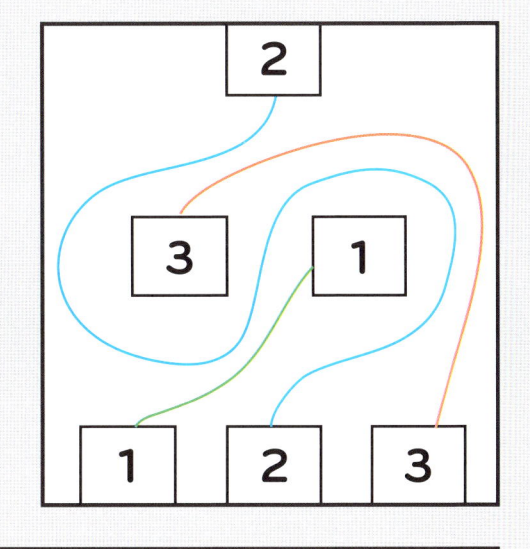

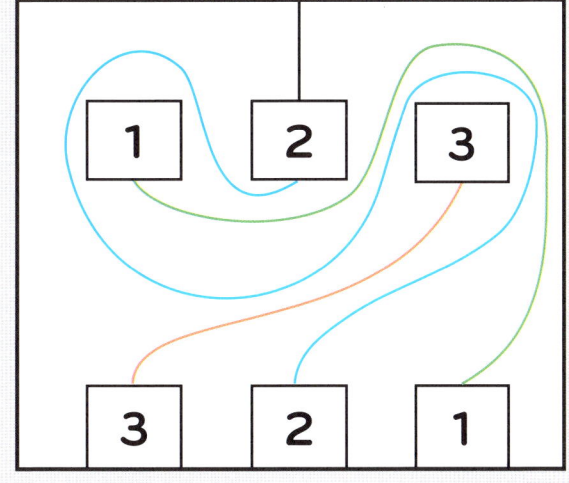

國家圖書館出版品預行編目資料

讓你健康不失智的體智能：活化大腦與身體的雙適能鍛鍊／鍾孟修著.-- 初版.-- 臺北市：商周出版：英屬蓋曼群島商家庭傳媒股份有限公司城邦分公司發行,
　2025.06　面；　公分.-- (商周養生館；73)
ISBN 978-626-390-550-4(平裝)

1.CST: 體適能　2.CST: 運動訓練　3.CST: 認知

411.71　　　　　　　　　　　　　　114006143

商周養生館 73

讓你健康不失智的體智能
——活化大腦與身體的雙適能鍛鍊

作　　　者／	鍾孟修
照 片 提 供／	鍾孟修
企 劃 選 書／	黃靖卉
責 任 編 輯／	彭子宸
版　　　權／	吳亭儀、江欣瑜、游晨瑋
行 銷 業 務／	周佑潔、賴玉嵐、林詩富、吳淑華
總 編 輯／	黃靖卉
總 經 理／	彭之琬
第一事業群 總 經 理／	黃淑貞
發 行 人／	何飛鵬
法 律 顧 問／	元禾法律事務所 王子文律師
出　　　版／	商周出版 台北市 115 南港區昆陽街 16 號 4 樓 電話：(02) 25007008　傳真：(02)25007759 E-mail：bwp.service@cite.com.tw
發　　　行／	英屬蓋曼群島商家庭傳媒股份有限公司城邦分公司 台北市 115 南港區昆陽街 16 號 8 樓 書虫客服服務專線：02-25007718；25007719　24小時傳真專線：02-25001990；25001991 服務時間：週一至週五上午 09:30-12:00；下午 13:30-17:00 劃撥帳號：19863813；戶名：書虫股份有限公司 讀者服務信箱：service@readingclub.com.tw　城邦讀書花園 www.cite.com.tw
香港發行所／	城邦（香港）出版集團有限公司 香港九龍土瓜灣道86號順聯工業大廈6樓A室_ E-mail：hkcite@biznetvigator.com 電話：(852) 25086231　傳真：(852) 25789337
馬新發行所／	城邦（馬新）出版集團【Cite (M) Sdn Bhd】 41, Jalan Radin Anum, Bandar Baru Sri Petaling, 57000 Kuala Lumpur, Malaysia. 電話：(603) 90563833　傳真：(603) 90576622　Email：services@cite.my
封 面 設 計／	林曉涵
排 版 設 計／	林曉涵
印　　　刷／	中原造像股份有限公司
經 銷 商／	聯合發行股份有限公司 新北市231新店區寶橋路235巷6弄6號2樓電話：(02) 29178022　傳真：(02) 29110053

■2025 年 6 月 5 日初版一刷　　　　　　　　　　　　　　　　　　　　　Printed in Taiwan
定價 480 元

城邦讀書花園
www.cite.com.tw

版權所有‧翻印必究　ISBN 978-626-390-550-4　eISBN 978-626-390-545-0（EPUB）